Body Professionals

Gesund statt „Rund" mit Intervallfasten

GESUND STATT „RUND"

MIT INTERVALLFASTEN

Schnell abnehmen, gesund entgiften
und dabei trotzdem voll genießen

Bonus: 40 leckere Glücksrezepte

3. Auflage

Über die Autoren

Eine internationale Studie hat herausgefunden, dass von zwanzig Menschen nur einer richtig gesund ist. Ich fragte mich was der Grund dafür sei. Als Ernährungsexperte kenne ich viele Geschichten und habe durch das Lesen unzähliger Bücher und Studien die Antwort gefunden. Viele gesundheitliche Probleme lassen sich tatsächlich auf falsche Ernährung zurückführen.

Egal wohin ich ging und mit wem ich sprach, ich war stets erschüttert über den Mangel an Wissen zum Thema Ernährung. Die meisten Menschen machen sich keine Gedanken darüber, was sie in ihren Körper hineingeben. Geschweige denn, welche Auswirkungen das auf ihren Körper, ihren Geist und somit ihre Gesundheit und ihre mentale Stärke hat. Ich wollte das unbedingt ändern und suchte nach einer Möglichkeit, mein Wissen und meine Erfahrungen mit so vielen Menschen wie möglich zu teilen.

Deshalb schloss ich mich mit anderen Experten und Beratern im Bereich Ernährung, Fitness und Kochen zusammen. Gemeinsam bilden wir ein Team namens BODY PROFESSIONALS und veröffentlichen Ernährungs- und Fitnessbücher. Unsere Mission ist es, so viele Menschen wie möglich über die Wirkung von Ernährung und Fitness aufzuklären. Wir möchten dir dabei helfen, täglich noch bessere Ernährungs-Entscheidungen zu treffen. Damit auch du direkt und noch heute damit anfangen kannst, das fitte, gesunde und glückliche Leben zu führen, von dem du schon immer geträumt hast.

Auf dieser aufregenden Reise wollen wir dir zeigen, dass gesunde Ernährung und ein vitales Leben keine Raketenwissenschaften sind. Deshalb schneiden wir unsere Bücher auf Einsteiger zu. Du musst also nicht dein Leben auf den Kopf stellen, kräftezehrende Diäten durchziehen oder sogar Hungern. Nein, es ist viel einfacher als du denkst. Wir gehen mit dir Schritt für Schritt.

Wir schreiben unsere Bücher gemeinsam, sodass all unsere Erfahrungen mit einfließen. Die Ansprache an dich setzen wir jedoch einzeln um, das heißt wir sprechen aus der Ich-Perspektive. Nach unserer Erfahrung erzielen Menschen größere Fortschritte im Einzelgespräch. Du kannst das Buch, wenn du möchtest, somit als direktes Coaching für dich und deine Ziele betrachten. Wir wünschen dir herzlichst viel Erfolg auf deiner Reise!

Leo, Emilia, Phil und Ben

INHALT

VORWORT

Viele Menschen fühlen sich unwohl in ihrem Körper und möchten abnehmen. Um dieses Ziel zu erreichen, versuchen sie sich an unzähligen Diäten. In fast jeder Zeitschrift, jedem Magazin und vielen Apps finden sich Diäten. Ob Kohlsuppendiät, Erdbeerdiät oder Steinzeitdiät – der Fantasie sind keine Grenzen gesetzt.

Der Nachteil der meisten Diäten besteht jedoch darin, dass man sie oft nur eine oder zwei Wochen durchführt und danach wieder zunimmt. Die eingeforderte Veränderung deines Alltags ist manchmal sehr schwer umzusetzen. Zudem sollte das Ganze auch noch schmecken, was es nicht immer tut. Deshalb halten es viele nicht lange durch. Und schlagen danach umso mehr zu, was das Hüftgold nicht schmelzen, sondern glänzen lässt.

Intervallfasten, oder auch **intermittierendes Fasten** genannt, geht die Sache mit dem Abnehmen vor allem aus zwei Gründen etwas anders an als eine normale Diät.

* **Eine normale Diät** schränkt dich stark in dem ein, was du essen und trinken darfst. Bei der Anwendung von **Intervallfasten** darfst du im Wesentlichen das essen, was du willst.

* **Eine normale Diät** erfordert oft das nervige Zählen von Kalorien. Du musst erst einmal herausfinden, welche Nahrungsmittel wie viele Kalorien haben. Über die Aufnahme dieser Kalorien musst du zudem Buch führen. Bei der Anwendung von **Intervallfasten** musst du hingegen keine Kalorien zählen, sondern lediglich Stunden. Es gilt, bestimmte Zeit-Intervalle einzuhalten. Das ist einfacher als komplizierte Kalorien-Mathematik.

Aus diesen beiden Gründen kann Intervallfasten für dich nicht nur eine Ernährungsumstellung bedeuten. Es kann vielmehr eine **neue Art zu essen** sein, bei der du langfristig erfolgreich sein kannst. Denn wenn du dich einmal für eine Methode entschieden hast und diese auch in deinen Alltag integriert bekommst, kannst du diese neue Ernährungsgewohnheit auch relativ einfach beibehalten.

Das Fasten wird bei dir aber nicht nur körperliche Erfolge erzielen, sondern sich zudem auf dein seelisches Wohlbefinden auswirken. Du wirst dich fitter und energiegeladener fühlen sowie deine eigene Laune verbessern. Die Entscheidung für das Intervallfasten dient also dazu, deinen Körper und deine Seele zugleich reinigen zu können.

Doch damit ist es nicht genug. Wenn du offen dafür bist, dich etwas mit deiner Ernährung zu beschäftigen, kannst du deine Abnehm-Erfolge weiter steigern. Indem du beispielsweise Intervallfasten mit der Low Carb Ernährung kombinierst.

Ich kann dir jetzt viel erzählen denkst du dir vielleicht. Doch wenn du es nicht glaubst, dann rate ich dir, es einmal auszuprobieren. Den Anfang hast du bereits geschafft, indem du dir dieses Buch gekauft hast. Es wird dir in drei Schritten den Weg zu deiner Traumfigur aufzeigen.

★ Der erste Schritt ist das **Verstehen**.

★ Wenn du verstanden hast, kommt der zweite Schritt – die **Veränderung**.

★ Damit du nachhaltig schlank bleibst, existiert der dritte Schritt – das **Verfestigen**.

Ich habe mir viele Gedanken darüber gemacht, wie man das Thema so gut wie möglich strukturieren kann. Gleichzeitig soll es einfach zu lesen sein und alles zum Thema vermitteln, was du wissen musst, damit du direkt loslegen kannst. Das Ergebnis davon betrachtest du gerade durch deine Augen. Du wirst in diesem Buch umfassend über das Thema Intervallfasten informiert und bekommst das Werkzeug an die Hand, um direkt loszulegen. Du wirst erfahren, was Intervallfasten ist, welche Arten und Methoden es gibt und warum es eine bessere Methode zum Abnehmen darstellt als andere Diäten. Außerdem wirst du entdecken, welche positiven Effekte Intervallfasten auf deinen Körper haben kann.

Darüber hinaus werde ich dir von meiner **Erfahrung** berichten indem ich dir die 10 größten Fehler verrate, welche Menschen beim Intervallfasten machen. So kannst du sie direkt vermeiden. Das sollte deine Motivation für ein schlankes und gesundes Leben hochhalten. Zudem gibt es einen Bonusteil, in welchem du einen Ernährungsplan für 4 Wochen findest. Abgerundet wird dieses Buch mit 40 leckeren Glücksrezepten zum Ausprobieren, Abnehmen und Genießen.

Ich kann dir aus meiner eigenen Erfahrung sagen, dass dich Intervallfasten, wenn du es richtig und nachhaltig anwendest, transformieren wird. Ich habe es erlebt und möchte deshalb meine Erfahrungen und mein aufgebautes Wissen dazu mit dir teilen. Ich hoffe, dass es dich dazu motiviert, dein eigenes Experiment zu starten.

Bist du bereit? Dann lass uns zusammen loslegen. Wenn ich es geschafft habe, dann schaffst du es auch. Damit wir unser kostbares Leben so lange und so schlank wie möglich auf diesem Planeten ausleben können. Ich wünsche dir von Herzen viel Erfolg auf deiner Reise!

SCHRITT A: VERSTEHEN

»Was man zu verstehen gelernt hat, fürchtet man nicht mehr.«

Marie Curie, Physikerin

Unser aller Leben ist heutzutage voller Herausforderungen, Verführungen und Möglichkeiten. Wir haben gar nicht die Zeit alles zu hinterfragen und im Detail zu verstehen und vertrauen deshalb auf unsere Gewohnheiten und Instinkte.

Ich bin jedoch der Meinung, dass am Anfang von etwas Großartigem immer das Verstehen stehen sollte. Wenn ich nicht verstehe um was es geht, wieso es wichtig ist und was es mir bringt, stehen die Chancen schlecht, dass ich mich für etwas entscheide.

In Bezug auf das Thema dieses Buches möchte ich dich deshalb nicht dazu animieren, von heute auf morgen alles zu ändern. Nein, ganz im Gegenteil. Ich möchte dich dazu inspirieren, das Thema Intervallfasten besser zu verstehen. Meine Erfahrung zeigt, dass dies zu nachhaltigerem Erfolg führt. Aus diesem Grund werde ich dich in diesem Abschnitt mit auf eine Reise nehmen, dessen Ziel es ist zu verstehen, was Intervallfasten ist, welche Arten es davon gibt und warum es besser als andere Diäten ist. Ich wünsche dir viel Freude beim Entdecken.

1. Fasten – Was ist das?

DETOX, WILLENSKRAFT UND ABNEHMEN

Historisch betrachtet hat das Fasten seinen Ursprung in vielen Kulturen als Bezug zur Ausübung des Glaubens. Dabei kann es je nach Religion einen sehr hohen Stellenwert einnehmen. Heutzutage wird das Fasten jedoch nicht nur als Glaube begriffen. Es gibt zahlreiche Motive.

- ★ Einige möchten dadurch vor allem an Gewicht verlieren, also schnell **abnehmen**.
- ★ Andere wollen ihren Körper von Umwelteinflüssen und industrieller Ernährung reinigen bzw. **entgiften** (Detox).
- ★ Wieder andere streben danach, sich **fitter** zu fühlen.
- ★ Schließlich gibt es noch diejenigen, welche durch das Fasten ihre **Willenskraft** und Disziplin stärken und gleichzeitig ihr Bewusstsein für die wichtigen Dinge im Leben schärfen wollen.

Fakt ist, dass unser Körper heutzutage zahlreichen Belastungen ausgesetzt ist. Manche sagen sogar, so vielen Belastungen wie nie zuvor. Umweltgifte, industrielle Verarbeitung von Lebensmitteln sowie psychischer und physischer Stress bringen unsere Nieren, die Leber und den Darm mitunter an seine Grenzen. Diese Organe sind immer mehr damit beschäftigt, die Schadstoffe, welche in unseren Körper gelangen, wieder loszuwerden. Fasten kann hier einen zusätzlichen Beitrag zur Entgiftung leisten.

Dieser Beitrag liegt auch direkt im Wort begründet. »Fasten« beinhaltet den teilweisen oder ganzen Verzicht auf Genussmittel, Speisen oder Getränke über einen bestimmten Zeitraum hinweg. Dies kann über mehrere Tage oder Wochen geschehen oder als dauerhafte Veränderung wahrgenommen werden. Das Wort kommt aus dem Althochdeutschen und bedeutet im Ursprung, dass man an den Geboten der Enthaltsamkeit festhält. Im Gotischen findet man auch das Wort »fastan«, welches »bewachen und streng beobachten« bedeutet.

Doch auch beim Abnehmen kann Fasten helfen, da es die zugeführte Energiemenge reduziert und der Körper somit Gewicht verliert. Das schafft man durch eine Ernährungsumstellung, welche in regelmäßigen Abständen erfolgt. Im übertragenen Sinne geht es demnach immer noch um den Glauben – allerdings vielmehr um den Glauben an sich Selbst. Wenn du deinen Willen gefasst hast und an dich selbst glaubst, kannst du durch Disziplin deinen Körper und deine Seele reinigen, dabei abnehmen, dich fitter fühlen und schlussendlich auch dein Bewusstsein für das Leben schärfen. Somit hast du »vier Fliegen mit einer Klappe geschlagen«. Das hört sich nach einem großen Gewinn an, findest du nicht auch? Die Entscheidung darüber, das Fasten einmal auszuprobieren, liegt ganz bei dir.

WIR ESSEN IM ÜBERFLUSS

In der heutigen Zeit befinden sich viele Menschen in einigen Ländern in einem dauerhaften Zustand der Konsumgesellschaft. Wir kaufen ein was wir wollen, wann wir wollen und das oft in extremen Mengen. Das hat nichts mehr damit zu tun, dass man Vorräte für schlechte Zeiten anlegen müsste. Man hat sich schlicht und ergreifend daran gewöhnt, dass alles zu jeder Zeit verfügbar ist. Wir scheinen es nicht mehr anders zu kennen.

Vielleicht hast du in diesem Zusammenhang folgendes spezielles Phänomen auch schon bei dir selbst beobachtet. Manchmal weißt du gar nicht so richtig, was du kochen oder essen möchtest. Also eilst du in den nächsten Supermarkt und kaufst eine Menge an Dingen ein, auf die du vielleicht gerade Lust hast. Das ist prinzipiell erst einmal kein Problem, denn es ist in der Regel nicht zu befürchten, dass der Supermarkt am nächsten Tag leer ist und es keine Nahrungsmittel mehr zu kaufen gibt. Denn du gehst davon aus, dass stets für Nachschub gesorgt sein wird. Doch viele Menschen kaufen aufgrund der smarten Verführung der Hersteller zu viele Lebensmittel ein.

Eine Folge davon ist, dass Lebensmittel weggeworfen werden, weil man es nicht immer schafft oder schaffen will, die eingekaufte Menge zu verzehren. Falls du nicht alles im Tiefkühler eingefroren hast, ist es dir bestimmt auch schon passiert, dass du Lebensmittel weggeworfen hast, oder?

Eine weitere Folge des Einkaufs im Überfluss ist, dass immer mehr Menschen gewichtiger werden als es für ihren eigenen Körper angemessen wäre. Schlichtweg, weil sie zu viel essen. Diese Veränderung beginnt heutzutage bereits im Kindesalter, die sich tendenziell auch immer weniger bewegen und viel Zeit vor allerlei elektronischen Unterhaltungsmedien verbringen.

Hier wäre es im Sinne aller Familienmitglieder sinnvoll, eine bewusste Ernährungsumstellung durchzuführen, bei welcher die Erwachsenen natürlich als Vorbild vorangehen. Ich bin der Meinung, dass wir nicht immer Zugriff auf alle möglichen Lebensmittel benötigen. Dieser extreme Konsum kann auf Dauer zu gesundheitlichen Einschränkungen führen, die sich sicher niemand wünscht. Beispielsweise kann mehr Regionalität bei der Produktauswahl bereits dabei helfen, gesündere, nährstoffreichere und weniger belastende Lebensmittel zu kaufen.

Intervallfasten kann hier also dabei helfen abzunehmen und zu entgiften. Kombiniert mit einer reduzierten Aufnahme von Nahrung kann es sogar dabei helfen, weniger Müll zu produzieren und auf gesündere Produkte zu achten.

UNSERE INNERE UHR ALS BASIS

Prinzipiell hat jeder Körper eine innere Uhr, nach der er funktioniert. Durch unseren hektischen Alltag kann diese sehr schnell durcheinandergeraten, was dazu führt, dass vor allem zwischendurch immer mal wieder zu ungesunden Zwischenmahlzeiten und Snacks gegriffen wird.

Intervallfasten kann dieses Problem lösen, da es dich dazu animiert, bestimmte Essens- und Fastenintervalle einzuhalten. Damit stellst du deine innere Uhr so ein, dass sie wie ein Schweizer Uhrwerk für deine Ziele funktioniert beziehungsweise tickt. Dabei kannst du deine innere Uhr wieder ins Gleichgewicht bringen.

Hier ein paar Anregungen dafür, wie du deine innere Uhr berücksichtigst und so stellst, dass sie für dich gut funktioniert:

★ Nimm dir **ausreichend Zeit** für das Essen. Das Sättigungsgefühl tritt erst nach ca. 15 Minuten ein. Je langsamer du isst, desto wohlwollender wird dein Körper darauf reagieren. Er wird lernen, dass noch genügend Zeit zur Verfügung steht und es keinen Grund dafür gibt, in Hektik zu verfallen.

★ Iss nicht einfach zwischendurch schnell irgendeine Kleinigkeit, die du dann wieder abtrainieren müsstest. Dadurch signalisierst du deinem Körper, dass er beim kleinsten Mucks sofort etwas zu Essen bekommt. Er verliert dadurch das Zeitgefühl. Solltest du zwischendurch Hunger verspüren, und du es gar nicht aushältst, dann greif zu einem **kleinen und gesunden Snack** wie Obst, Gemüse oder Nüssen.

- ★ Überlege dir bewusst, welche Lebensmittel mit welchem **Nährstoffgehalt** du wirklich zu dir nehmen möchtest. Wenn du zu Brot greifen möchtest, dann wähle dunkles Brot und Vollkornprodukte. Diese sättigen länger als ihre hellen Varianten und können somit dafür sorgen, dass Zwischenmahlzeiten entfallen.
- ★ **Plane deine Mahlzeiten** sorgfältig. Das bedeutet, lege dir Zeiten fest, zu denen du essen möchtest. Nach einiger Zeit gewöhnt sich auch dein Körper daran. Routinen helfen dir und deinem Geist bei der Motivation und verschaffen ein besseres Zeitgefühl für deine innere Uhr.
- ★ Achte darauf, dass du deine letzte Mahlzeit am Tag **nicht zu spät** zu dir nimmst. Bei einigen Speisen kann dies nachts zu Problemen führen, weil der Körper sämtliche Energie für das Verdauen benötigt und somit nicht zur Ruhe kommen kann.
- ★ Wenn du außerhalb deiner festen Essenzeiten Appetit verspürst, dann gib diesem nicht ständig nach, sondern lenke dich mit anderen **Aktivitäten** davon ab. Geh spazieren, räume deine Wohnung auf oder tanze zu einem Song, der dir gefällt, durch ein Zimmer. So schaffst du es, deine innere Uhr richtig einzustellen. Deiner Laune wird Letzteres auch sehr guttun, versprochen.

2. Welche Fastenarten gibt es?

VIELE WEGE FÜHREN NACH ROM

Italien ist ein herrliches Land und Rom ein kulturelles Highlight. Doch wir wollen an dieser Stelle nicht wirklich nach Rom. Stattdessen möchte ich dieses Bild einer schönen Reise dafür nutzen, um dir einmal die verschiedenen Arten und Methoden des Fastens näherzubringen. Ich habe für dieses Buch das Intervallfasten gewählt, weil es sehr effektiv ist. Nichtsdestotrotz sind auch andere Fastenarten spannend.

Im ersten Schritt des Verstehens werde ich dir in diesem Kapitel die verschiedenen Arten vorstellen. So erhältst du einen umfassenden Überblick über die Möglichkeiten, welches dir dieses Konzept bietet.

Im zweiten Schritt der Veränderung, weiter hinten im Buch, werde ich speziell auf das Intervallfasten eingehen und dir unter anderem die verschiedenen Methoden für die Umsetzung aufzeigen.

Beim Fasten gibt es allgemein die unterschiedlichsten Arten, für die man sich entscheiden kann. Es führen also sprichwörtlich tatsächlich viele Wege nach Rom.

INTERVALLFASTEN – DER KÖNIGSWEG

Intervallfasten bezeichnet eine Ernährungsform, bei welcher man in bestimmten Zeiträumen auf die Nahrungsaufnahme verzichtet. Es geht also, wie der Name schon sagt, um das Essen in Intervallen. Es wird auch häufig **intermittierendes Fasten** genannt. »Intermittierend« bedeutet »mit Unterbrechungen«.

Dabei können unterschiedliche Methoden gewählt werden. Die Wahl der Methode richtet sich dabei meistens nach den eigenen Lebensumständen und der Frage, wie man das Fasten am besten in den eigenen Lebensstil einbauen kann, um es auch wirklich durchzuhalten.

Unabhängig von der Methode geht es jedoch beim Intervallfasten darum, dass auf eine Phase, in welcher man nichts isst (»Fastenzeit«), eine Phase folgt, in der man etwas zu sich nimmt (»Essenszeit«). Du denkst dir nun wahrscheinlich, dass du das bereits jetzt schon tust. Schließlich essen wir nicht alle den ganzen Tag ununterbrochen am Stück. Da hast du vollkommen Recht.

Der Trick im Vergleich zum »normalen« Essrhythmus liegt hierbei darin, dass die Phase des Nichtessens länger ist als normalerweise. Du gönnst deinem Körper beim Intervallfasten eine längere Essenspause. Zum Beispiel indem du das Frühstück oder das Abendessen weglässt. Nach der Fastenzeit kannst du wieder das essen was du magst. Durch die lange Pause sparst du

Kalorien ein bzw. nimmst weniger Kalorien zu dir. Genau darum geht es – vor allem in diesem Buch.

HEILFASTEN – DIE REGENERATION

Beim Heilfasten verzichtet man für einen festgelegten Zeitraum vollkommen darauf feste Nahrungsmittel zu sich zu nehmen. Dies soll die Entschlackung des Körpers unterstützen und dafür sorgen, dass der eigene Körper Zeit zum Entgiften und zur Regeneration erhält. Gleichzeitig wird auf alles verzichtet, was man als Genussmittel bezeichnen könnte. Dies wären zum Beispiel Nikotin, Alkohol und Koffein.

Beim Heilfasten ist es allerdings sehr wichtig darauf zu achten, dass man viel trinkt, um den Körper mit Flüssigkeit zu versorgen. Dies hilft auch dabei das Hungergefühl zu unterdrücken, was bei dieser Art des Fastens häufig auftritt.

Während des Heilfastens wird ergänzend empfohlen, dass man sich aus dem Alltag und dem Beruf ein wenig zurückzieht – damit auch der eigene Geist sich wieder regenerieren kann. Ablenkende Dinge wie TV und Radio sollen in diesem Zustand auch reduziert werden. Der Körper soll endlich wieder zur Ruhe kommen und der Geist zu sich selbst finden. Darüber hinaus wird Bewegung in Form von Spaziergängen empfohlen, um den Lymphfluss zu erhöhen. Das unterstützt den Entgiftungsprozess zusätzlich.

Das Heilfasten beginnt mit drei Tagen, in denen man dem Körper nur noch wenig Nahrung zuführt. Darauf folgen 7 Fastentage, in denen gar keine Nahrungsaufnahme mehr erfolgt. Hat man dies geschafft, darf dem Körper nur langsam wieder Nahrung zugeführt werden, damit er sich wieder daran gewöhnen kann und nicht zu sehr gestresst wird.

Heilfasten kann man zu jeder Zeit. Man sollte es jedoch damit nicht übertreiben, damit der eigene Körper nicht dauerhaft Schädigungen im Magen-Darm-Bereich erlangt.

MODIFIZIERTES FASTEN – DIE PROTEINQUELLE

Das modifizierte Fasten ist eine moderatere Version des »totalen«, also normalen, Fastens. Beim normalen Fasten, auch »Null-Diät« genannt, kann es zu Kopfschmerzen und einem Gefühl von Abgeschlagenheit kommen, weil dem Körper über einen bestimmten Zeitraum keine Nahrung zugeführt wird.

Zudem findet ein hoher Abbau von Proteinen statt. Denn in der Hungersituation, in welcher sich der Körper beim Fasten befindet, bezieht er sich Energie primär aus dem Abbau von Fett – aber auch aus dem Abbau von Proteinen. So purzeln die Pfunde, aber auch etwas Muskelmasse, da Muskeln vor allem aus Proteinen bestehen. Das erschwert das Halten des schlankeren Körpers nach dem Fasten. Denn weniger Muskelmasse bedeutet einen geringeren Energie-Grundumsatz – der

Körper verbrennt also weniger Energie und legt somit verstärkt Fettreserven an, sobald man wieder anfängt normal zu essen. Der klassische »Jojo-Effekt«.

Nach ein paar Tagen des Fastens zieht der Körper zwar die Energie für das Gehirn immer mehr aus den Fettpolstern und immer weniger aus dem Abbau von Proteinen. Dennoch ist es beim modifizierten Fasten erlaubt, etwas zu sich zu nehmen. Vor allem Proteine sollen hier dabei helfen, um die negative Stickstoffbilanz zu vermeiden sowie den Abbau von Muskelmasse zu reduzieren.

Beim modifizierten Fasten wird dem Körper also im Gegensatz zum normalen Fasten eine Mindestversorgung bereitgestellt. Viele Proteine sowie kleinere Mengen an Kohlenhydraten, Mineralstoffen und Vitaminen dürfen es schon sein, damit der Körper und das Gehirn nicht allzu sehr gestresst werden. Vor Beginn dieser Diät muss allerdings ein kompletter Gesundheitscheck durchgeführt werden.

BASENFASTEN – DIE ENTSÄUERUNG

Das Basenfasten gehört zur Gruppe der therapeutischen Fastenkuren. Dabei werden in der Regel drei Mahlzeiten am Tag zu sich genommen. Diese bestehen primär aus basischen Lebensmitteln wie Gemüse, Obst, Nüsse, Samen, Kerne oder Pilze. Sie wirken basisch und helfen dem Körper somit bei der Entsäuerung.

Säurehaltige Lebensmittel wie tierisches Protein und Getreide werden dem Körper nicht mehr zugeführt.

Der Gedankengang dahinter ist, dass Proteine, Getreide und beispielsweise auch der Kaffee am Morgen zur Entstehung von Säuren im Körper führen. Erreichen die Säuren eine kritische Menge, können sie nicht mehr richtig über den Darm und die Nieren ausgeschieden werden. Hier greifen die Basen ein und übernehmen die Neutralisierung der Säuren. Dafür braucht es jedoch wichtige Mineralstoffe, welche sich im Blut befinden und genutzt werden können. Doch sind diese aufgebraucht, holt sich der Körper basische Mineralstoffe aus Muskeln, Zähnen und Knochen. Dieser Abbau von Magnesium, Calcium und Kalium kann zu Krämpfen in den Muskeln, Osteoporose in den Knochen sowie Karies an den Zähnen führen. Denn sie verlieren ihren Mineralien-Schutzmantel.

Durch das Basenfasten soll der in Schieflage geratene Säure-Basen-Haushalt wiederhergestellt werden. Es werden durch die oben genannten Lebensmittel mehr Basen als Säuren zugeführt, was den Basen im Körper hilft. Denn sie sind zum einen zahlreicher vorhanden und müssen zum anderen weniger Säuren abtransportieren – und somit auch weniger wichtige Mineralien verbrauchen.

Basenfasten soll somit dabei helfen, verschiedene Krankheiten zu vermeiden oder deren Verläufe weniger schwer zu gestalten. Durch die Umstellung der Ernährung kann man zusätzlich viele Kilos an Gewicht verlieren. Während des Fastens werden unterstützende

Maßnahmen wie Basenbäder und Massagen durchgeführt. Ebenso sollte man sich viel bewegen, um die Entsäuerung des eigenen Körpers zu unterstützen.

FRÜCHTEFASTEN – DER IMMUNSTÄRKER

Das Früchtefasten ist ein Naturheilverfahren und fokussiert sich auf die Aufnahme von Früchten, Nüssen und Gemüse über einen festgelegten Zeitraum. Es wird vor allem von Menschen angewendet, die beim Fasten nicht auf feste Nahrung verzichten wollen. Durch das Früchtefasten wird der Stoffwechsel angekurbelt und durch die vielen Vitamine, Mineralien und Ballaststoffe das Immunsystem gestärkt. Dadurch soll der Körper sowohl entgiftet als auch entschlackt werden.

Früchte haben ferner den Vorteil, dass sie neben den lebenswichtigen Nährstoffen auch viel Wasser beinhalten. Dadurch führen sie dem Körper Flüssigkeit zu, was immer gut ist. Außerdem fördert dies die Darmtätigkeit und somit die Entgiftung. Zudem beinhaltet Obst Fruchtzucker und liefert unserem Körper, in Maßen genossen, dadurch wertvolle Energie.

Einmal abgesehen von ganzen Früchten lässt sich generell sagen, dass vor allem Wasser- und faserreiche Lebensmittel die Magenausdehnung begünstigen. Diese Lebensmittel erzeugen den magenausdehnenden Effekt und glänzen darüber hinaus noch mit wenig Kalorien. Die enthaltenen Ballaststoffe in Früchten können demnach einen sättigenden Effekt für den

Fastenden erzeugen. Und als wäre das noch nicht genug, wird auch die Leber durch die Enzyme im Obst angeregt, was die Entgiftung der Leber und somit des Körpers weiter unterstützt.

SAFTFASTEN – DER FLÜSSIGKEITSBONUS

Das Saftfasten ist eine besondere Art des Fastens. Hierbei führt man dem Körper über einen festgelegten Zeitraum keine feste Nahrung zu, sondern lediglich Saft. Dabei kann es sich entweder um Obst- oder auch Gemüsesäfte handeln. Je nachdem für welche Kur man sich entscheiden sollte, sind das zwischen drei und sieben Gläsern Saft pro Tag. Der Sinn dabei ist, noch weniger Kalorien zu sich zu nehmen als bei der Aufnahme von fester Nahrung. Diese Variante kann auch gut zu Hause umgesetzt werden. Bevor man sich jedoch für das Saftfasten entscheidet, muss sichergestellt werden, dass man sich in einem körperlich gesunden Zustand befindet, um Schädigungen zu vermeiden.

Denn klar, im Orangensaft, Karottensaft oder anderen Säften schwimmen Vitamine und Mineralstoffe. Doch dieser Vorteil wird durch die große Zuckermenge teilweise sogar zum Nachteil. Welchen Sinn macht es, dem Körper Vitamine zuzuführen, die ihm helfen sollen, wenn wir ihm zur gleichen Zeit mit viel Zucker das Leben schwerer machen?

Das Problem bei der ganzen Sache ist, dass Flüssigkeit im optimalen Fall zwar Nährstoffe beinhaltet, aber kein hohes Volumen besitzt. Doch wir werden vor allem satt durch das aufgenommene Volumen, nicht durch die Kalorien oder Nährstoffe. Je größer das Volumen des Lebensmittels oder der Mahlzeit, welche wir zu uns nehmen, desto stärker dehnt sich unsere Magenwand aus. Das signalisiert unserem Körper, dass wir »satt« sind.

Ein Saft füllt unseren Magen nicht aus. Auch muss sich der Magen wegen ihm nicht stark ausdehnen, damit noch mehr hineinpasst. Das wiederum bedeutet, dass wir kaum Sättigung verspüren. Ein Glas Saft macht demzufolge nicht so richtig satt. Stattdessen müssen wir noch mehr trinken, um uns satt zu fühlen. Dadurch nehmen wir noch mehr Zucker zu uns – was irgendwann zu viel sein kann.

An dieser Stelle ein Hinweis zum Thema Zucker. Falls dich das Thema Zucker, was es mit unserem Körper macht und wie wir den Zuckergehalt senken können interessiert, empfehle ich dir mein Buch mit dem Namen **»Zuckerfrei und Spaß dabei für Einsteiger«**. Es ist eine gute Ergänzung zum Intervallfasten, um deinen Abnehmerfolg noch weiter zu verbessern. Du findest es auf Amazon unter dem Autor Body Professionals. Du kannst auch direkt den folgenden **Link** nutzen oder wenn du ein Taschenbuch liest den **QR-Code** mit deiner Foto-App scannen, um direkt zum Buch zu gelangen. Ich wünsche dir viel Freude damit.

https://amzn.to/3vZ7CJG

Aber nun zurück zum Saftfasten beziehungsweise einer Alternative dazu. Denn zum Saftfasten kann man auch das Suppenfasten einsetzen, bei welchem dem Körper dann nur Suppen zugeführt werden dürfen. Dabei darf es sich jedoch nicht um alle möglichen Suppen handeln. Es sollte sich nur um eine leicht gesalzene Gemüsesuppe als Nahrungsquelle während des Fastenvorganges handeln.

TEEFASTEN – DER ABNEHM-TURBO

Ähnlich wie beim Saftfasten wird bei dieser Fastenart auf feste Nahrung verzichtet. Der Körper nimmt über die Dauer der Fastenkur ausschließlich ungesüßte Tees zu sich. Dies stellt eine sehr radikale Form des Heilfastens dar, da weder Säfte, Gemüsebrühen oder Suppen erlaubt sind. Nur gesunde Menschen sollten diese Art in Betracht ziehen.

Beim Teefasten ist es wichtig, verschiedene Teesorten zu probieren. Das schafft Abwechslung und hält die Stimmung oben. Am Morgen könnte ein grüner oder ein schwarzer Tee einen guten Start in den Tag ermöglichen. Danach ist es ganz deiner Kreativität überlassen:

- ★ Früchtetees bringen fruchtigen Geschmack
- ★ Fencheltee beruhigt den Magen
- ★ Salbeitee tut dem Hals gut
- ★ Ingwertee kurbelt den Kreislauf an
- ★ Kurkumatee stärkt von innen
- ★ Pfefferminztee gibt ein schönes Aroma
- ★ Kräutertees bringen zusätzliche Abwechslung

Der Vorteil von Teefasten liegt darin, dass man am Tag nur Null Kalorien zu sich nimmt. Das bedeutet, du kannst auch Wasser ohne Kohlensäure als Ergänzung zu dir nehmen. Drei bis fünf Liter Tee pro Tag sollen den Körper sättigen. Süßen solltest du ihn maximal mit etwas Honig. Zugegeben, diese Fastenart ganz ohne Nahrung ist sehr schwer. Aber der Abnehm-Effekt könnte dafür umso größer ausfallen.

SCHEINFASTEN – SALOPP: »FRISS DIE HÄLFTE«

Das Scheinfasten beinhaltet eine normale Aufnahme aller Lebensmittel. Allerdings wird die Anzahl der täglich aufgenommenen Kalorien hierbei reduziert. Es dürfen nur noch 750 bis 1.000 Kalorien am Tag aufgenommen werden. Dennoch erreicht man durch diese Methode auch die Effekte, welche man bei anderen Fastenmethoden entwickeln kann.

Da die für Erwachsene täglich empfohlene Kalorienmenge circa 2.000 Kalorien umfasst, und hierbei nur die Hälfte dieser Kalorien aufgenommen werden sollen, nenne ich diese Fastenart auch **»FDH«**. Dies ist ein Akronym, welches schon länger bekannt ist und umgangssprachlich für »Friss die Hälfte« steht. Nimm also von allem was du normalerweise zu dir nimmst, stets nur die Hälfte auf. Statt zwei Brötchen zum Frühstück nur eins. Statt vier Kartoffeln zum Mittag nur zwei. Und so weiter.

DIE SCHROTHKUR – MAL TROCKEN, MAL FEUCHT

Keine Angst, bei dieser Fastenart geht es nicht darum, den ganzen Tag nur Schrot, also zerkleinertes Getreide, zu essen. Stattdessen geht die Schrothkur auf den Namensgeber Johann Schroth zurück. Dieser entwickelte eine Fastenart, bei welcher man einen sogenannten **»Trockentag«** einlegen soll. An diesem Tag wird dem

Körper nur sehr wenig Flüssigkeit zugeführt. Darauf folgen vier **»Trinktage«**, an denen man sogar täglich ein Glas Wein trinken darf.

Allerdings soll die Nahrungsaufnahme an den Trinktagen reduziert werden. Zudem soll die Nahrung an diesen Tagen lediglich aus Vollkornprodukten und Gemüse bestehen. Zur Entschlackung werden ferner Dunstwickel empfohlen. Dies sind Wickel, welche mit besonderen Substanzen wie z. B. Arnika-Essenz »befüllt« sind und man bspw. an den Beinen anlegt. Um den Wickel wird zusätzlich eine Kunststofffolie gelegt, welche die Wirkung der Substanz auf den Körper, wie bspw. Anregung des Stoffwechsels, erhöhen soll.

LOW CARB – DIE HERAUSFORDERNDE ERGÄNZUNG

»Low Carb« bedeutet »wenig Kohlenhydrate« und umfasst eine Ernährungsumstellung, welche man auch dauerhaft einsetzen kann. Zu Beginn erfordert es ein gewisses Umdenken, was die Ernährung und vor allem auch den Einkauf von Lebensmitteln betrifft. Denn bei der Low Carb Diät werden vor allem die Kohlenhydrate in der Ernährung deutlich reduziert. Dadurch wird die Fettverbrennung aktiviert, was Menschen näher an ihr Wunschgewicht bringen kann.

Low Carb lässt sich ideal mit Intervallfasten verbinden. Der Grund dafür ist, dass man bei einer Kombination nicht nur etappenweise auf die Nahrung verzichtet

(Intervallfasten), sondern sich zudem darauf besinnt, welche Nährstoffe man dem Körper wirklich zuführen möchte (Low Carb). Mit beiden Varianten als Kombination kann man ideale Erfolge erzielen, wenn man sich auch wirklich an die Vorgaben hält und Durchhaltevermögen sowie Geduld aufbringt. Aber das gilt für Vieles im Leben, nicht wahr?

KETOGENE ERNÄHRUNG – DIE MEISTERLEISTUNG

Eigentlich handelt es sich bei der ketogenen Ernährung um eine Form von Low Carb. Ziel der Ernährungsumstellung hin zu ketogen ist es, dass der eigene Körper lernt seine Energie auch aus anderen Nährstoffen als Kohlenhydraten zu gewinnen. Deshalb wird dabei darauf geachtet, dass dem Körper nur wenig Kohlenhydrate zugeführt werden. Als Ausgleich bekommt er vor allem gesunde Fette. Weil dem Körper die Kohlenhydrate als Energielieferant nicht mehr zur Verfügung gestellt werden, bleibt ihm nichts anderes übrig, als Fett zu verbrennen, um daraus Energie zu gewinnen.

Der Name lässt sich darauf zurückführen, dass die Fettsäuren in der Leber, die sogenannten »Ketonkörper« nun richtig genutzt werden, um die Energiegewinnung zu erzielen. Da im gleichen Zuge die Zuckerzufuhr durch die Reduzierung von Kohlenhydraten vermindert bzw. gestoppt wird, hilft die ketogene Ernährung dabei abzunehmen.

Analog zu Low Carb lässt sich die ketogene Ernährung ebenso gut mit dem Intervallfasten verbinden. Die Kombination aus Fastenzeit und Essenszeit (Intervallfasten) sowie die Konzentration auf bestimmte Makronährstoffe (ketogene Ernährung) kann sogar noch bessere Erfolge beim Abnehmen erzielen.

Allerdings setzt dies voraus, dass man sich intensiv mit der Ernährung auseinandersetzt. Beim Intervallfasten allein ist das nicht unbedingt nötig, da es dort eher um die Zeit als um den Inhalt geht. Deshalb rate ich dir die Kombination des Intervallfastens mit anderen Ernährungsumstellungen nur, wenn du bereits mit dem Fasten Erfahrung erlangt hast. Bitte starte nicht bei null mit einer sehr herausfordernden Kombination. Sondern fange leicht an, z. B. mit Intervallfasten, lerne, mache Erfahrungen – und dann wirst du sehen, was dir guttut. Und womit du die besten Abnehm-Erfolge erzielst.

3. Darum ist Intervallfasten besser als andere Diäten

ES IST SEHR EFFEKTIV

Mit Intervallfasten greifst du bewusst in deinen eigenen Stoffwechsel ein und veränderst dein Bewusstsein für Hunger. Dieses Hungerbewusstsein verlieren die meisten Menschen bei dem heutigen Lebensmittelüberfluss leicht und immer mehr. Viele essen, weil sie Appetit haben oder weil gerade etwas Leckeres auf dem Küchentisch steht – sie essen nicht aus Hunger.

Wenn du es schaffst, und das wirst du, deinen Körper daran zu gewöhnen, in bestimmten Zeiträumen das Hungergefühl zu ignorieren, wird dir der uns umgebene Nahrungsüberfluss nichts mehr ausmachen. Du isst dann nur noch, wenn du es wirklich aus Hunger musst. Wie bei allen Ernährungsumstellungen ist dies zu Beginn nicht ganz einfach, wird aber von Tag zu Tag leichter, bis es dir ganz normal erscheint.

Aus diesen Gründen ist Intervallfasten effektiver und kann bessere Erfolge beim Abnehmen erzielen als andere Diäten:

- ★ **Du nimmst schlichtweg weniger Nahrung zu dir**, weil du nicht den ganzen Tag isst. Dadurch nimmst du weniger Kalorien auf, was deine Pfunde purzeln lassen wird.
- ★ **Du darfst ab und zu sündigen.** Solange du dein Fastenintervall durchhältst, kannst du beim Essensintervall essen was du willst. Du darfst auch mal ein Eis essen oder ein Glas Wein trinken. Du musst keine bestimmten Lebensmittel oder Nährstoffe ausschließen. Das verhindert den Heißhunger auf Süßes oder anderen »Schweinkram«, der in klassischen Diäten vorkommt. Einen Jojo-Effekt wird es demnach kaum geben, weshalb Intervallfasten dafür prädestiniert ist, nachhaltigere und langfristigere Abnehmerfolge im Vergleich zu anderen Diäten zu erzielen.
- ★ **Du musst keine Kalorien zählen, sondern nur Stunden.** Wer kennt es nicht? Kalorien zählen stellt einen großen Aufwand beim Abnehmen dar. Viele nervt es sehr. Beim Intervallfasten ist das gar nicht nötig, denn du kannst alles essen – solange du dich zeitlich in der Essensphase befindest. Deshalb reicht es vollkommen aus, Stunden, statt Kalorien zu zählen. Wenn du mich fragst ist das ein großer Erfolgsfaktor im Vergleich zu anderen Diäten.

ES IST EINFACH ZU VERSTEHEN

Intervallfasten lässt sich deshalb so leicht umsetzen, weil es im Grunde genommen ganz schnell zu verstehen ist. Man kann es schnell in den Alltag integrieren, wenn man das eine oder andere beachtet. Dabei spielt es keine Rolle, ob man berufstätig ist oder nicht. Du musst lediglich lernen, dich an deine neuen Essenzeiten zu gewöhnen und solltest dafür zuerst immer eine Einsteigermethode wählen. Wenn du dir zu viel vornimmst und mit einer Variante für Fortgeschrittene startest, könnte das zu viel für deinen Körper sein und bei dir selbst schnell zu Frust führen, weil es schwerer umzusetzen ist.

Zusätzlich musst du beim Intervallfasten nicht zwingend auf die Art der Lebensmittel achten, welche du zu dir nehmen möchtest. Das macht es noch einfacher es zu verstehen. Wobei ein grundsätzliches Interesse und Verständnis von Lebensmitteln, deren Herkunft und Verarbeitung natürlich immer hilfreich sein kann.

ES SPART ZEIT

Beim Intervallfasten kannst du tatsächlich im Gegensatz zu vielen anderen Diäten auch Zeit sparen. Du kannst dir deine Mahlzeiten im Vorfeld vorbereiten, damit du sie im angegebenen Zeitraum zu dir nehmen kannst. So kannst du dir dein Essen auch mit zur Arbeit nehmen und dort verzehren. Du musst dich nicht mit extremen Diätplänen auseinandersetzen, was Zeit kosten würde.

ES SPART GELD

Ein weiterer Vorteil des Intervallfastens ist darin zu sehen, dass du dich nicht damit auseinandersetzen musst, spezielle Lebensmittel oder teure Nahrungsergänzungs-mittel kaufen zu müssen. Denn das kann durchaus mit erheblichen Kosten verbunden sein. Stattdessen kannst du auf normale Nahrungsmittel zurückgreifen, die auch wirklich bezahlbar sind.

ES KANN KOMBINIERT WERDEN

Richtig angewendet kannst du schnell Erfolge bei der Gewichtsreduktion erzielen. Kombinierst du die Methode jedoch mit einer anderen Ernährungsform wie der Low Carb, Low Fat, ketogenen oder zuckerfreien Ernährung, kannst du sogar noch bessere Abnehm-Erfolge für dich erzielen. Alle diese Formen lassen sich, wie ich schon an zwei Beispielen im vorangegangenen Kapitel beschrieben habe, sehr gut mit Intervallfasten kombinieren.

SCHRITT B: VERÄNDERUNG

»Nicht, weil es schwer ist, wagen wir es nicht – sondern weil wir es nicht wagen, ist es schwer.«

Lucius Annaeus Seneca, Philosoph

Wie oft nehmen wir uns vor, bestimmte Dinge zu tun? Sehr oft. Doch wirklich damit anzufangen, es wagen einmal auszuprobieren, den Veränderungsprozess zu starten – dies tun leider die wenigsten. Genau deshalb wird es schwer. Denn diese unbearbeitete »Baustelle« löst in uns eine innere Unruhe aus.

Jeder Mensch hat verborgene Sehnsüchte. Vielleicht hast du die Sehnsucht nackt vor dem Spiegel für dein Befinden gut auszusehen. Vielleicht ist das noch nicht der Fall und du möchtest das ändern. Nach meiner Erfahrung ist es für den Erfolg entscheidend, überhaupt erst einmal anzufangen. Solange du nicht anfängst, an dir und deinem Körper zu arbeiten, so lange bleibt die innere Sehnsucht bestehen. Sie löst sich erst in Luft auf, wenn du es ausprobierst und deine Veränderung startest.

Wenn du dir vorstellen kannst, einen schlanken und attraktiven Körper zu haben und mit dir selbst im Reinen zu sein, dann kannst du dies auch erreichen. Wir Menschen sind zu unglaublichen Leistungen fähig. Was zählt ist unser Wille. Dieser führt zu dem Moment, in dem wir die Entscheidung treffen, unseren »Arsch« endlich hochzubekommen. Mit unserer Mission zu beginnen, an unseren Wünschen und Träumen zu arbeiten. Ja, das bedeutet Aufwand, und es wird nicht immer leicht. Aber einmal drastisch formuliert: am Ende des Lebens werden wir vor allem die Dinge bereuen, die wir nicht ausprobiert haben. Vor diesem Hintergrund finde ich das Zitat unglaublich kraftvoll. Schaue es dir gern noch einmal an. Spürst du die Kraft, die in ihm wohnt?

Ich möchte dich dazu ermutigen, deine Veränderung genau jetzt zu starten. Du hast nichts zu verlieren; du kannst nur etwas dazu gewinnen. Ich wünsche dir viel Erfolg bei dieser wichtigen Phase der Veränderung.

4. Sechs positive Effekte auf deinen Körper

ES LOHNT SICH

Ich habe dir bereits einige Vorteile aufgezeigt, warum Intervallfasten besser als andere Diäten ist. Hier noch einmal als Wiederholung. Es spart Zeit und Geld, es ist einfach und effektiv und kann mit anderen Ernährungsformen kombiniert werden.

Doch ich möchte dir nicht nur zeigen, warum Intervallfasten effektiv ist. Ich möchte dir jetzt auch die vielen positiven Effekte vorstellen, welche bei deinem Körper eintreten können, sobald du »intervallfastest«.

EFFEKT 1: VERBRENNE FETT

Der erste positive Effekt ist vermutlich auch der bekannteste. Die meisten Menschen entscheiden sich für das Intervallfasten um Fett zu verlieren beziehungsweise abzunehmen. Dieser Effekt wird dadurch erzielt, dass du Pausen beim Essen einlegst, in denen du keinerlei Nahrung zu dir nimmst. Gleichzeitig werden hierbei vom Gehirn auch Hormone aktiviert, welche die Fettverbrennung unterstützen. Wenn du zwischendurch auf ungesunde Snacks verzichtest und maximal drei Mahlzeiten am Tag zu dir nimmst ist das von Vorteil. Durch die geringere Energiezufuhr im Allgemeinen wird auch der Insulinspiegel gesenkt, während gleichzeitig Noradrenalin aktiviert wird. Dies wirkt sich alles positiv auf die Fettverbrennung aus.

EFFEKT 2: ERHALTE MEHR ENERGIE

Während des Fastens wird der Stoffwechsel aktiviert, da er lernt sich wieder auf die wesentlichen Mahlzeiten zu konzentrieren. Er erhält keinen Überschuss mehr, mit dem er nichts anfangen kann. Dabei werden die Nährstoffe genutzt, die zugeführt werden, während auf ungesunde Zwischenmahlzeiten verzichtet wird. Dadurch steigt die Chance abzunehmen erheblich. Wenn man abnimmt, fühlt man sich auch wieder aktiver und fitter.

Man kann durch den angeregten Stoffwechsel sozusagen einen »Quell der Energie« darstellen. Da die Aktivierung des Körpers uns mehr Energie spüren lässt. Wir fühlen uns dadurch energetischer und je nach Intensität dieses Effekts eher so als könnten wir sprichwörtlich »Bäume ausreißen«.

EFFEKT 3: WERDE AUSGEGLICHENER

Ein hoher Blutzuckerspiegel wird vor allem durch Kohlenhydrate, Zucker und industriell veredelte Lebensmittel ausgelöst.

Isst du beispielsweise einen zuckerhaltigen Schokoriegel, bekommst du einen direkten Energie-Kick. Doch je stärker der Kick, desto steiler der Energie-Abfall nach bereits kurzer Zeit. Zucker sind Kohlenhydrate und Kohlenhydrate verbrennt unser Körper viel schneller als Eiweiß und Fett. Das heißt, Kohlenhydrate sättigen uns nicht so lange. Deshalb hast du nach einem Schokoriegel schneller wieder Hunger als nach einem Stück Käse oder einem Ei.

Der Punkt hier ist, dass, wenn du öfters einen zuckerhaltigen bzw. kohlenhydrathaltigen Snack zu dir nimmst, du deinen Körper darauf »trainierst«, nachdem du kurzfristig die Energie gespürt hast, beim Abfallen der Energie sofort wieder neue Energie zuzuführen. Das ist wie eine Sucht. Dein Körper ist viel Zucker und Kohlenhydrate, die schnell Energie liefern, gewöhnt. Bekommt er sie nicht, wirst du »quengelig«. So banal es klingt, so definitiv ist dieser Effekt. Du bist in dem Fall tendenziell einfacher gereizt und unentspannter und kannst, wie in dem Werbespot für einen Schokoriegel, den du vielleicht kennst, schneller zur »Diva« werden. Es gilt also, den Zucker in unserem Blut nicht so stark ansteigen zu lassen. Falls das doch passiert, sollten wir durch unsere Ernährung dafür sorgen, dass der Körper Unterstützung dabei bekommt, den Blutzuckerspiegel zu reduzieren.

Kohlenhydrate liefern also Energie, weil unser Körper die Nährstoffe verarbeitet. Bei der Verarbeitung baut er Kohlenhydrate und Zucker im Blut ab und senkt somit den Blutzuckerspiegel. Durch das Senken des Blutzuckerspiegels werden wiederum andere Hormone aktiviert. Während eines zu hohen Blutzuckerspiegels bleiben diese inaktiv und können vom Körper nur geringfügig genutzt werden. Doch sind sie einmal aktiviert, sorgen sie dafür, dass man sich selbst ausgeglichener fühlt.

Beim Intervallfasten nimmst du in bestimmten Phasen weniger zu dir, weshalb dein Blutzuckerspiegel im Durchschnitt niedriger ausfällt. Hast du dich und deinen Körper erst einmal daran gewöhnt, wirst du den Vorteil der stärkeren Ausgeglichenheit potenziell spüren können.

EFFEKT 4: LEBE GESÜNDER

Bestimmt hast du schon einmal von freien Radikalen, oxidativem Stress und Antioxidantien gehört. Stress sorgt oft dafür, dass Entzündungen im Körper entstehen. Vor allem der oxidative Stress leistet hier seinen Beitrag. Doch was hat das mit Intervallfasten und deiner Gesundheit zu tun?

Ich werde es dir erklären. **Freie Radikale** sind Sauerstoff-Moleküle, denen ein Elektron fehlt. Genau deshalb sind sie, wie der Name schon sagt, »radikal« auf der Suche dieses Elektron zu bekommen. Sie nehmen der Einfachheit halber den anderen Molekülen ein Elektron weg, wodurch noch mehr freie Radikale entstehen. Sie werden also selbst von unserem Körper erschaffen. Doch auch schädliche Umwelteinflüsse wie z. B. Zigaretten, UV-Strahlung der Sonne sowie Alkohol können ihre Entstehung fördern.

Demgegenüber stehen **Antioxidantien**. Ihre Aufgabe besteht darin, den Körper vor freien Radikalen zu beschützen. Sie tragen dazu durch ihre gesundheitsfördernde Wirkung bei. Du findest sie vor allem in Obst und Gemüse.

Schwirren in unserem Körper zu viele der aggressiven freien Radikale herum, also unvollständige Sauerstoff-Moleküle, kann das unseren Organismus jedoch belasten. Die Antioxidantien kommen nicht mehr hinterher oder sind in der Unterzahl. Dies nennt man **oxidativen Stress**. Es finden, wenn man es einfach formulieren will, zu viele Oxidationen, also Sauerstoffreaktionen, im Körper statt. Allgemein betrachtet sieht sich unser Körper sehr oft oxidativem Stress ausgesetzt. Doch er kommt im Wesentlichen gut damit klar. Wie überall gilt auch hier das Motto »Die Dosis macht das Gift«. Zu viel Ungleichgewicht kann zu möglichen Stoffwechselstörungen führen. Zudem können Schäden an den Zellen auftreten bzw. Zellen dadurch sogar schneller altern.

Beginnt man jedoch in einer solchen Situation, in der oxidativer Stress herrscht, zu fasten, bekommt der Körper eine Chance widerstandsfähiger zu werden – indem er diese freien Radikale im Körper bekämpft. Es findet eine Entgiftung bzw. eine Zellreinigung im Körper statt. Dies kann wiederum Entzündungen verringern und sogar das Krebsrisiko senken.

Unter dem Strich ist es also nie falsch, sich während des Essensintervalls gesund zu ernähren, um den Körper bei der Entgiftung mit vielen Antioxidantien zu unterstützen. Lebensmittel mit vielen Vitalstoffen und sekundären Pflanzenstoffen, also Vitaminen und Mineralien, solltest du demnach so oft es geht zu dir nehmen. In Kombination mit regelmäßiger Bewegung, einer gelassenen Einstellung sowie routinemäßiger Entspannung kann Intervallfasten hier dazu beitragen, deinen Körper zu entgiften und den oxidativen Stress zu reduzieren.

EFFEKT 5: WERDE LEISTUNGSFÄHIGER

Herzinfarkt und Gehirnschlag sind leider häufige Todesursachen in unserer Gesellschaft. Hierbei gibt es allerdings auch Risikogruppen, die stärker betroffen sind als andere. Intervallfasten kann durch seine Fastenintervalle dem Körper dabei helfen Cholesterinwerte, Blutdruck und die Anzahl der gefährlichen Fette im Blut zu verringern. Dies trägt zum Schutz von Herz und

Gehirn bei und macht dich leistungsfähiger – sowohl im Denken als auch in Bewegung.

EFFEKT 6:
WERDE GLÜCKLICHER

Zu Beginn des Intervallfastens musst du etwas Geduld mitbringen. Geduld, die Intervalle einzuhalten. Sobald du als Resultat des Durchhaltens und der Disziplin die ersten Erfolge bemerken und sehen wirst, ist die Chance hoch, dass dich ein Gefühl von Glück beseelen wird. Denn es ist immer schön, sein gestecktes Ziel zu erreichen. Das wird dich nicht nur mit Glück, sondern auch mit Stolz erfüllen. Ich habe diese Gefühle ebenso gespürt – und ich kann dir sagen, es fühlt sich verdammt gut an. Genau das ist das Ziel: wir wollen unseren eigenen Erfolg spüren. Wenn wir dies tun, wenn wir das einmal gespürt haben, werden wir dieses Gefühl nicht mehr missen wollen.

Deshalb wird dich die individuelle Entscheidung, Intervallfasten nicht nur auszuprobieren, sondern auch durchzuhalten und zielstrebig mit Erfolg umzusetzen langfristig glücklicher machen. Von den positiven Effekten auf deinen Körper einmal ganz abgesehen. Diese tragen natürlich auch zum Glücklichsein bei.

5. Passt Intervallfasten zu mir?

DIE CHANCEN STEHEN GUT

Du wirst gleich erfahren, ob Intervallfasten zu dir passt. Generell gesagt besteht eine gute Chance, dass es das Richtige für dich ist. Warum? Weil es wie bereits beschrieben sehr einfach umzusetzen und in seiner Wirkung effektiv ist.

Beim Intervallfasten handelt es sich um einen Zustand, in dem man in einem bestimmten Zeitraum keine Nahrungsmittel zu sich nimmt. Allerdings gibt es verschiedene Methoden, die unterschiedliche Schwierigkeitsgrade beinhalten. Es gibt Methoden für Einsteiger aber auch Methoden für Fortgeschrittene. Damit du die für dich passende Methode wählst, habe ich diesem Thema später ein ganzes Kapitel gewidmet.

Doch schauen wir erst einmal darauf, für wen das Fasten an sich überhaupt nicht passt.

WER SOLLTE AUF DAS FASTEN VERZICHTEN?

Das Fasten ist nicht für jeden Menschen geeignet. So gibt es auch Gründe, welche gegen eine Fastenkur sprechen. Menschen mit einer oder mehrerer der folgenden Eigenschaften, sollten auf das Fasten verzichten, weil es deren Körper zu sehr stressen würde:

- Menschen, die älter als 65 Jahre sind
- Es liegen schwere oder chronische Erkrankungen vor
- Vorhandensein von seelischen Störungen
- Diabetes liegt vor
- Hepatitis liegt vor
- Herzerkrankungen liegen vor
- Menschen, die Medikamente wie bspw. Blutverdünner einnehmen
- Schwangere Frauen
- Untergewichtige Menschen
- Essstörungen liegen vor
- Menschen, die jünger als 18 Jahre sind

Trifft eines oder mehrere der oberen Eigenschaften auf dich zu? Dann rate ich dir generell vom Fasten ab. Keine Sorge, es gibt auch andere Möglichkeiten schnell abzunehmen. Beispielsweise durch viel Bewegung und eine Anpassung der Ernährung zum Beispiel hin zu einer zuckerfreien oder zuckerreduzierten Ernährung. Das heißt, du musst dich etwas intensiver mit deinem Körper sowie mit Lebensmitteln auseinandersetzen. Aber das bekommst du hin. Falls du Intervallfasten trotzdem unbedingt ausprobieren möchtest, konsultiere bitte einen Arzt.

Trifft keines der oberen Eigenschaften auf dich zu? Herzlichen Glückwunsch! Du kannst das Intervallfasten ausprobieren.

DIE VORBEREITUNGEN

Egal für welche Art des Fastens du dich entscheiden möchtest, du solltest deinen Körper ausreichend auf den neuen Zustand vorbereiten. Dies kann damit beginnen, dass du bereits eine Woche vorher Entlastungstage durchführst. An diesen Tagen wird dem Körper bereits weniger Nahrung zugeführt, um ihn auf den folgenden Zustand des Fastens und die Ernährungsumstellung vorbereiten zu können.

Damit nähern wir uns nun langsam, Schritt für Schritt, dem eigentlichen Start des Intervallfastens.

6. Wähle eine dieser Methoden

WÄHLE WEISE

Bevor du Intervallfasten anwenden kannst, musst du dich erst für eine Methode entscheiden. Diese sollte so gewählt werden, dass du sie ideal in deinen vorhandenen Tagesablauf einbauen kannst. Denn du wirst nur Erfolg haben, wenn du dein Vorhaben auch wirklich konsequent umsetzen kannst.

STUNDENWEISE ODER TAGEWEISE

Beim Intervallfasten kannst du zwischen Methoden unterscheiden, die du entweder stunden- oder tageweise ausführen kannst. Dies hängt sicherlich davon ab, wie dein Berufs- und Privatleben aussieht. Welche Methoden das genau sind und wie du diese umsetzen kannst, das erfährst du jetzt.

16/8 METHODE FÜR EINSTEIGER

Die »16 zu 8 Methode« ist für Einsteiger **optimal geeignet**. Hierbei verzichtest du 16 Stunden komplett darauf zu essen, während dir 8 Stunden am Tag zur Nahrungsaufnahme zur Verfügung stehen. Du hast also zwei Intervalle zu beachten – ein **»Essensintervall«** (8 Stunden), gefolgt von einem **»Fastenintervall«** (16 Stunden).

Das Beste daran ist, dass du keine Kalorien mehr zählen musst, sondern lediglich Stunden. Gerade wenn du berufstätig bist, denkst du jetzt vielleicht das ließe sich nur schwer umsetzen. Doch wenn du etwas umdenkst und deine Tagesstruktur etwas anpasst, ist das gar nicht so schwierig. 16 Stunden klingen im ersten Moment viel. Doch die meiste Zeit davon schlafen wir.

Am besten funktioniert es, wenn du dein Frühstück erst recht spät einnimmst, z. B. um 10 Uhr. Dann könntest du mittags um 13 Uhr wieder etwas zu dir nehmen. Um das achtstündige Essensintervall einzuhalten wird das Abendessen auf 17:30 oder 18 Uhr vorgezogen. Danach genießt du deinen Abend und frühstückst am nächsten Tag wieder um 10 Uhr. So hältst du deine 16 Stunden ein. Da du nachts im optimalen Fall mehrheitlich schläfst, kommen dir die 16 Stunden auch nicht so lange vor, wie es anfangs den Anschein macht.

8 bis 12 Stunden nach der Nahrungsaufnahme wird vom Körper die Fettverbrennung eingeleitet. Wenn du also 18 Uhr gegessen hast, beginnt die Fettverbrennung

nachts zwischen 2 und 6 Uhr. Wenn du am nächsten Tag gar nichts essen würdest, könnte sich der Körper Energie aus der Muskelmasse besorgen. Er würde also Muskeln abbauen. Doch da du morgens ab 10 Uhr, oder einer anderen Zeit, welche ein 16/8 Intervall ermöglicht, wieder in das Essensintervall startest, bekommt der Körper wieder Energie zugeführt. Diese Zufuhr kommt genau zum richtigen Zeitpunkt, nämlich bevor der Körper sich die Energie aus den Muskeln holt.

Du brauchst übrigens keine Angst davor haben, dich am späten Abend vor Hunger krümmen zu müssen. Zwei Dinge sprechen für einen **entspannten Abend**:

- Erstens ist es wichtig, dass du dich in der Essensphase **satt** isst. Ein Salat allein wird nicht reichen, um dieses Ziel zu erreichen.
- Zweitens wurde in Studien herausgefunden, dass du zwar am Anfang des Intervallfastens durchaus Hunger im Fastenintervall verspürst. Doch der Mensch ist ein Gewohnheitstier. Dein Körper befindet sich in der Hunger-Phase quasi auf »Entzug«. Hat er dies erst einmal überstanden, sich also daran **gewöhnt**, wird das Hungergefühl nachlassen. Genau dann, wenn dein Körper sich an die neue Situation gewöhnt hat.

Das **Trinken** dürfen wir natürlich nicht vergessen. Während des Essensintervalls darfst du alles trinken, was du möchtest, da das Ziel darin besteht, dem Körper Energie in Form von Kalorien zuzuführen. Während des Fastenintervalls wiederum wird nichts gegessen –

und nur »bedingt« getrunken. Damit meine ich, dass du in der Phase des Fastens natürlich Wasser trinken kannst. Auch ungesüßte Tees und schwarzer Kaffee sind kein Problem. Kaffee hat sogar einen appetitzügelnden Effekt. Solche Eigenschaften nutzen wir beim Intervallfasten gern.

Doch sobald du Milch in den Kaffee oder ein Stück Zucker in den Tee machst, fügst du Kalorien hinzu. Diese sind in der Fastenphase nicht erlaubt. Dein Körper braucht diese kalorienfreie Zeit, um aufzuräumen, Zellen zu reparieren sowie Zellreste abzubauen – also wenn du so willst »den Müll rauszubringen«.

Solltest du früh nach dem Aufstehen auf leeren Magen keinen schwarzen Kaffee vertragen, probiere entweder eine sehr milde Kaffeevariante aus, nutze das vielfältige Angebot an Tees oder trinke Wasser. Solltest du schwarzen Kaffee partout nicht mögen, wird ein kleiner Schwaps Milch in den Kaffee deinen Erfolg vermutlich nicht verhindern.

5/2 METHODE FÜR EINSTEIGER

Bei der »5 zu 2 Methode« verzichtet man nicht stundenweise, sondern **tageweise** auf die Nahrungszufuhr. Dabei kann man an jedem Tag starten, an dem man möchte – ganz egal ob an einem Montag, einem Donnerstag oder einem Sonntag. Wichtig ist, dass man darauf achtet, dass diese Methode vorsieht 5 Tage in der

Woche zu essen (das ist das Essensintervall) und 2 Tage lang zu fasten (das ist das Fastenintervall).

An den Fastentagen wird im Unterschied zur 16/8 Methode nicht komplett auf Nahrung verzichtet. Das wäre als Einsteiger zu schwierig. Stattdessen wird die Nahrungsaufnahme lediglich reduziert. Frauen dürfen nur 500 Kalorien und Männer nur 600 Kalorien zu sich nehmen. Männer haben von Natur aus einen höheren Energieverbrauch, deshalb dürfen die Männer etwas mehr zu sich nehmen.

Das Beste kommt jetzt. An den »Esstagen« muss man genauso wie bei der 16/8 Methode keine Kalorien zählen. Durch den Wochenrhythmus weiß man immer genau, wann diese Fastentage sind, weil sich der Rhythmus wiederholt. Das macht es für viele einfach, dieser Methode zu folgen.

18/6 METHODE FÜR FORTGESCHRITTENE

Die »18 zu 6 Methode« ist die erste **Steigerung** der 16/8 Methode. Hat man die 16/8 Variante, in der auf 16 Stunden Fastenintervall über Nacht ein 8 Stunden Essensintervall tagsüber folgt, richtig verinnerlicht, kann man versuchen die 18/6 Methode umzusetzen. Diese setzt die Fastenzeit länger an – nämlich 18 Stunden pro Tag. Auf diese folgt eine Essenszeit bestehend aus 6 Stunden, damit es wieder auf einen Tag, 24 Stunden, aufgeht. Dies ist definitiv nur zu empfehlen, wenn man eine der Einsteigermethoden bereits beherrscht, sich also als fortgeschritten einstufen kann. Denn 18 Stunden nichts essen ist nicht einfach.

Konkret könntest du beispielsweise um 12 Uhr frühstücken. Oder sogar um diese Zeit direkt Mittag essen und das Frühstück komplett weglassen. Das Abendessen müsste dann bis um 18 Uhr erfolgen, um das sechsstündige Essensintervall einzuhalten. Danach folgt der hoffentlich entspannte Abend bevor es am nächsten Tag ab 12 Uhr wieder etwas zu essen gibt. Eine andere Startzeit für das sechsstündige Essensintervall lässt sich natürlich nach persönlicher Vorliebe finden. Mit dieser Methode wird man schneller Erfolge verzeichnen können. Doch es sollte erst ausprobiert werden, wenn man sich an eine Einsteiger-Methode gewöhnt hat.

20/4 METHODE FÜR FORTGESCHRITTENE

Manchmal wird diese Methode auch als **»Warrior Diät«** bezeichnet. Denn hierbei darf man nur 4 Stunden essen während das Fastenintervall ganze 20 Stunden lang andauert. An diese Variante muss man sich jedoch erst gewöhnen, wenn man sie erfolgreich in seinen Alltag einbauen möchte.

Es wird bei dieser Methode empfohlen, erst abends zu essen. Denn über den Tag begegnet man mehr Ablenkungen, durch die man vielleicht nicht so oft an Essen denken muss. Abends, im wohlverdienten Feierabend, würde es einigen schwerer fallen nicht ans

Essen zu denken. Aber da ist jeder unterschiedlich. Einige andere mögen vielleicht eher früh oder mittags etwas essen, um Energie für den Tag zu tanken. Das kommt ganz auf deine Vorlieben an. Du kennst dich selbst am besten, versuche deine Präferenz für die Zeiten herauszufinden.

Solltest du diese Methode wählen, sei dir Gewiss, dass deine Abnehmerfolge sehr groß ausfallen können. Dennoch ist es keine leichte Methode. Darum wähle sie nur mit Vor-Erfahrungen und mit Bedacht.

»OMAD« 23/1 METHODE FÜR PROFIS

Du hast bereits mehrere Methoden ausprobiert und dabei gute Erfolge erzielt? Du möchtest dich dennoch weiter steigern? Dann ist vielleicht die OMAD-Methode etwas für dich. Wenn du bis hierhin gelesen hast, weißt du sicherlich, wofür die Zahlen in den Methoden stehen. OMAD wird auch »23 zu 1 Methode« genannt. Ja, du liest richtig, denn das bedeutet 23 Stunden Fastenintervall und nur 1 Stunde Essensintervall.

OMAD steht für **»One Meal A Day«** und sieht tatsächlich nur eine Mahlzeit am Tag vor, welche du innerhalb einer Stunde zu dir nehmen darfst. Sie stellt damit eine extreme Variante des Intervallfastens dar und ist wirklich nur für Profis geeignet. Weil sie so intensiv abläuft sollte sie nur wenige Tage bis höchstens eine

Woche lang durchgeführt werden. Berücksichtigt man diese Empfehlung nicht, kann es auch zu Kopfschmerzen, Kreislaufproblemen und Stimmungsschwankungen kommen. Das ist wahrlich nichts für schwache Nerven.

Da du wie bereits gesagt nur eine feste Mahlzeit am Tag zu dir nimmst, kannst du mit OMAD sehr schnell abnehmen. In den restlichen 23 Stunden sind lediglich Wasser, ungesüßter Tee und schwarzer Kaffee erlaubt. Wann du deine Mahlzeit einnimmst spielt keine Rolle. Das kannst du frei entscheiden. Manche mögen es lieber morgens, manche bevorzugen mittags und wiederum andere essen abends.

Falls du diese Methode ausprobieren möchtest, achte darauf das einstündige Essensintervall stets zur gleichen Zeit am Tag zu dir zu nehmen. So kann sich dein Körper besser daran gewöhnen. Zudem solltest du, wenn du schon so wenig Zeit am Tag für das Essen hast, die Mahlzeit auch genießen. Also nicht in fünf Minuten herunterschlingen, sondern langsam essen und wenn es geht sogar die ganze Stunde ausnutzen. Du kannst dabei essen was du willst, wie üblich beim Intervallfasten. Doch auch hier lautet meine Empfehlung, dass du auf deine Nährstoffzufuhr achtest. Gerade wenn du nur eine Stunde am Tag etwas isst, sollten bei dieser Mahlzeit ein paar Vitamine und Mineralien in Form von Obst und Gemüse dabei sein.

SCHRITT C: VERFESTIGEN

»Wer immer tut, was er schon kann, bleibt immer das, was er schon ist.«

Henry Ford, Hersteller

Zugegeben, dieses Zitat könnte auch gut zur Phase der Veränderung passen. Denn in ihm wohnt in jedem Fall der Wunsch etwas oder sich zu verändern. Doch noch besser als verändern ist verfestigen. Es reicht nicht aus sich kurzfristig zu verändern. Nur wenn du **dranbleibst**, neue Gewohnheiten entwickelst und dich somit selbst mitsamt deiner Persönlichkeit **weiterentwickelst**, wirst du nachhaltig stolz auf dich sein und deine Ziele erreichen. Das Wort »immer« aus dem Zitat impliziert genau diese Komponente. Ab und an tut es einfach gut, im Leben etwas zu verändern.

Klar ist, dass das nachhaltige Verfestigen des neu Gelernten und Angewendeten die schwerste Phase nach einer Veränderung darstellt. Ich weiß, es ist schwierig Gewohnheiten aufzubrechen und andere Wege als die bisherigen zu gehen, an die du dich gewöhnt hast. Doch wir Menschen haben im Vergleich zu Tieren die einzigartige Fähigkeit der Selbstwahrnehmung. Tiere sind getrieben von ihrem Instinkt. Ein Tiger wird immer jagen, ein Hase immer über die Wiese hüpfen. Aber ein Mensch kann sich sein Verhalten bewusst machen. Wie habe ich in bestimmten Situationen reagiert? Bin ich stark geblieben oder folge ich meinen neuen Prinzipien?

Das Geheimnis des nachhaltigen Erfolgs ist, sich immer wieder **neu zu erfinden**. Sich konstant weiterzuentwickeln. In Bewegung bleiben – sowohl körperlich als auch im Kopf. Versuchen, »alte« Wege »neu« oder »anders« zu gehen. Um so viel wie möglich zu lernen und auszuprobieren. Denn wir leben schließlich nur einmal auf diesem Planeten.

Beim Thema Abnehmen ist es ähnlich. Hole dir Anregungen wie in diesem Buch, mache dir deine Ernährungsgewohnheiten bewusst und versuche dich regelmäßig weiterzubilden, zu motivieren und dran zu bleiben. Dein Lohn wird Stolz, Erfahrung und Glück sein. Viel Erfolg!

7. Vermeide diese 10 Fehler

VON ANDEREN LERNEN

Es ist nicht allein damit getan einfach »drauf los« zu fasten. Auch andere Faktoren spielen eine wichtige Rolle. Sie können deinen Erfolg beim Intervallfasten weiter steigern. Zum Beispiel, dass du nicht die Fehler der anderen begehen musst. Unzählige Menschen haben bereits Intervallfasten ausprobiert. Viele sind an einer erfolgreichen Umsetzung gescheitert. Oft fehlt es an Motivation, weil keine, zu geringe oder erst zeitlich spätere körperliche Erfolge sichtbar werden.

Das charmante am Konzept des Intervallfastens ist die Möglichkeit, sich nicht groß mit Ernährung zu beschäftigen. Es geht nicht darum Kalorien zu zählen. Sondern es geht darum, die Stunden für deine Essens- und Fastenintervalle einzuhalten. Das heißt jedoch nicht, dass man sonst gar nichts beachten sollte. Ganz im Gegenteil. Folgst du einer Methode kannst du Erfolge erzielen und abnehmen. Beachtest du jedoch ein paar Dinge mehr, wirst du deine Ziele schneller und überzeugender erreichen.

Mit Sicherheit hast du irgendwann im Leben oder im Beruf schon einmal Fehler gemacht. Wie jeder Mensch. Aber findest du nicht auch, dass du dich vor allem dank der Fehler, die du gemacht hast, weiterentwickelt hast? Das Schöne an der jetzigen Situation ist, dass du beim Intervallfasten nicht alle Fehler selbst machen musst. Denn du hast dieses Buch, welches dir nachfolgend die **10 häufigsten Fehler beim Intervallfasten** aufzeigen wird. Du kannst an der Stelle also dankbar für die Erfahrungen der vielen anderen Menschen sein. Sie werden dir helfen, typische Fehler gleich von Beginn an zu vermeiden.

FEHLER 1: DU TRINKST ZU WENIG

Trinken hat für das Intervallfasten eine hohe Bedeutung. Doch die meisten Menschen trinken schlichtweg zu wenig. Dabei gehört Trinken zu einer der einfachsten Maßnahmen überhaupt – Glas nehmen, Wasser einfüllen, trinken. Je öfter, desto besser.

Über Toilettengänge, unsere Atmung und unsere Haut verlieren wir pro Tag ungefähr 2,5 Liter Flüssigkeit. Das ist eine ganze Menge, findest du nicht auch? Da unser Körper für die Aufrechterhaltung der Lebensfunktionen Flüssigkeit benötigt, sollten wir den Flüssigkeitsvorrat regelmäßig wieder auffüllen. Bei der Aufnahme von fester Nahrung nehmen wir circa 1 Liter Flüssigkeit auf. Durch die Verdauung und die Gewinnung von Energie entsteht ebenso ungefähr 0,5 Liter

Wasser. Doch das reicht noch nicht aus, um die vorgenannten 2,5 Liter auszugleichen.

Deshalb ist es allgemein empfohlen **mindestens 1,5 Liter Flüssigkeit** durch das Trinken zu sich zu nehmen. Bist du gesund, hat dein Körper kein Problem damit noch mehr Flüssigkeit über die Nieren wieder auszuscheiden. Deshalb kannst du bei der Anwendung des Intervallfastens noch eine Schippe drauflegen und ungefähr 2 bis 2,5 Liter trinken. Das erzielt zusätzliche Sättigung und unterstützt dich somit auf deiner Reise zu einem schlankeren Körper. Dabei sollte es sich um Wasser oder ungesüßte Fruchttees handeln. Softgetränke wie Cola und Ähnliches sind theoretisch erlaubt. Aber einmal Hand auf das Herz – wir beide wissen, dass sie deinen Erfolg geringer ausfallen lassen. Aber ich denke, dass weißt du.

FEHLER 2: DU ISST ZU SCHNELL

Wer bewusst isst, der isst auch weniger. Viele Menschen essen sehr viel zwischendurch und merken gar nicht mehr, wann das Sättigungsgefühl einsetzt. Deshalb solltest du dir richtig Zeit beim Essen und Kochen nehmen und dich auch immer hinsetzen, wenn du Speisen zu dir nehmen möchtest. Das Sättigungsgefühl tritt erst **nach ca. 15 Minuten** ein. Lass dir also so gut es geht Zeit. So merkst du schneller, wenn du satt bist, was deinen Abnehm-Erfolg unterstützen wird.

FEHLER 3: DU ISST ZU WENIG ODER ZU VIEL

Beim Intervallfasten bringt es rein gar nichts, wenn du plötzlich beschließt, nur noch **ganz wenig** zu essen. Denn dein Körper braucht wichtige Nährstoffe. Bekommt er die nicht, könnte eine Heißhungerattacke die Folge sein. Jeder weiß, dass Heißhungerattacken bisherige Erfolge torpedieren können. Deshalb achte darauf, dass du deinem Körper in ausreichender Menge während des Essensintervalls wichtige Nährstoffe zuführst. Obst, Gemüse und ein paar Nüsse sind schon einmal die halbe Miete.

Es geht jedoch auch in die andere Richtung. Nämlich, dass du **zu viel** essen könntest. Ja, im Essensintervall bist du relativ frei was das Essen angeht. Das ist einer der Vorteile beim Intervallfasten. Doch es kann auch nach hinten losgehen, solltest du es übertreiben. Ich denke du hast dir etwas vorgenommen, ein Ziel gesetzt. Sonst würdest du dieses Buch nicht lesen. Drum gehe nicht den Weg des geringsten Widerstands und iss im Essensintervall ohne Grenzen. Sondern versuche bitte **langsam** zu essen und auf dein Sättigungsgefühl zu achten. Sobald du eine erste Sättigung spürst, verzichte darauf weiter zu essen. Der Erfahrung nach setzt die Sättigung in den Minuten danach erst so richtig ein. So vermeidest du, dass du zu viel isst. Am Anfang ist das bestimmt ungewohnt. Aber mit etwas Übung wirst du das Sättigungsgefühl spüren.

Ein großer Vorteil liegt dabei auch darin, dass du dich nach dem Essen nicht so »vollgefressen« fühlst. So fühlt man sich immer dann, wenn man nach dem Eintreten des Sättigungsgefühls noch weiter gegessen hat. Danach ist der Körper so intensiv damit beschäftigt, die Menge an Nahrung zu verarbeiten und zu verdauen, dass das Energielevel und die Konzentration schwinden. Bedenke also stets: Zu wenig und zu viel – es ist das gleiche Spiel.

FEHLER 4: DU NUTZT KEINE HEIßHUNGER-TRICKS

Vermutlich wirst du gerade zu Beginn des Intervallfastens auch Heißhungerattacken verspüren, denn dein Körper bemerkt sehr schnell, dass du ihm nicht mehr zu jeder Zeit Essen zuführst – was seinem Ziel, Fett zu speichern, entgegenläuft. Um die Heißhungerattacken zu umgehen, versuche die Aufnahme von Süßigkeiten und süßen Getränken zu reduzieren. Das wird dein Gehirn von süßen Geschmäckern langsam entwöhnen und dir dabei helfen, in Zukunft weniger Heißhungerattacken erleiden zu müssen. Versuche auch darauf zu achten, wenig Weißmehlprodukte zu dir zu nehmen. Denn diese besitzen wie Süßigkeiten, Limonaden und Eistee aus dem Supermarkt vor allem schnell verdauliche Kohlenhydrate, welche dich nur kurz sättigen und für schneller wiederkehrenden Appetit und Hunger sorgen.

Solltest du doch einmal den Drang verspüren, eine ganze Tafel Schokolade oder einen Müsliriegel essen zu wollen, habe ich einen **Trick** für dich. Er klingt auf den ersten Blick banal, aber ich kann dir versichern, dass ihn die wenigsten kennen geschweige denn anwenden. Dabei ist er sehr effektiv.

Er besteht aus zwei Teilen. **Der erste Teil** funktioniert wie folgt. Iss bei Heißhungerattacken einen gesunden, natürlichen Snack wie z. B. einen Apfel. Medizinische Tests, bei dem unter anderem der Blutzuckerspiegel gemessen wurde, haben gezeigt, dass es hilft. Warum?

- ★ **Erstens:** Der Apfel besitzt ein großes Volumen, dehnt somit den Magen aus und unterstützt dadurch die Sättigung.
- ★ **Zweitens:** Ein Apfel besitzt sogenannte Pektine. Diese sind für die Bildung von Verdauungsenzymen wichtig und sorgen für einen zusätzlichen Sättigungseffekt.
- ★ **Drittens:** Ein Apfel besitzt natürlichen Fruchtzucker. Das bedeutet, dass dein Gehirn in dem Moment, in dem es nach etwas Süßem bzw. nach Zucker verlangt auch Zucker bekommt. Das Gute dabei ist, dass es sich »nur« um Fruchtzucker handelt und nicht um industriellen, zugesetzten Zucker. Natürlicher Zucker ist auf Dauer nicht so schädlich. Falls dich das Thema Zucker und wie man davon in 3 Schritten frei wird interessiert, empfehle ich dir an dieser Stelle mein Buch mit dem Namen **»Zuckerfrei und Spaß dabei für Einsteiger«**.

Es stellt eine gute Ergänzung zum Intervallfasten dar, um deinen Abnehmerfolg noch weiter zu verbessern. Du findest es auf Amazon unter dem Autor Body Professionals. Du kannst auch direkt den folgenden **Link** nutzen oder wenn du ein Taschenbuch liest den **QR-Code** mit deiner Foto-App scannen, um direkt zum Buch zu gelangen.

https://amzn.to/3vZ7CJG

Der zweite Teil des Tricks besteht darin, ein großes Glas Wasser dazu zu trinken. Das hilft dabei, den Magen weiter zu füllen und den Magen »zu beschäftigen«. Wenn er beschäftigt ist, hat er weniger Zeit dem Gehirn zu melden, dass er etwas zu Naschen braucht. Zudem regt es deinen Kreislauf an und gibt dir einen kleinen Energieschub.

Einen Apfel zu essen und dazu ein Glas Wasser zu trinken sind also bewiesenermaßen probate Mittel, um Heißhungerattacken zu besiegen. Hättest du das gedacht? Es kann so einfach sein. Solltest du aus irgendwelchen Gründen keinen Apfel essen können, versuche die Heißhungerattacke mit langsam verdaulichen Kohlenhydraten zu bekämpfen. Diese sättigenden Bestandteile findest du vor allem in Vollkornprodukten. Ganz egal ob Nudeln, Reis oder Brot – Hauptsache es ist dunkel und kernig, weil es den Magen lange beschäftigt und sättigt.

Hülsenfrüchte wie zum Beispiel Bohnen oder Erbsen sowie Gemüse wie zum Beispiel Paprika oder Avocado sind ebenso großartige Möglichkeiten dem körperlichen Drang nach Zucker auszuweichen. Die darin enthaltenen Ballaststoffe helfen bei der Sättigung. Genauso wie Eiweiße, welche du beispielsweise in Eiern, Skyr Naturjoghurt oder fettarmer Milch findest. Am besten du bereitest dir einen Teller mit Obst oder Gemüse vor und stellst ihn in den Kühlschrank. Sobald du Heißhunger bekommst, öffnest du den Kühlschrank und lässt dir den gesunden und sättigenden Snack direkt schmecken.

Du siehst also, es gibt hervorragende Lösungen, um Heißhungerattacken den Garaus zu machen. Ich bin mir sicher, dir fallen noch viele mehr ein. In dem unwahrscheinlichen Fall, dass das alles nicht helfen sollte, tut Ablenkung in Form von Bewegung und Sport natürlich ebenso gut.

FEHLER 5: DU ISST ZU VIELE FERTIGPRODUKTE

Du hast dich dazu entschieden abzunehmen – auf die leichtere Art mit Intervallfasten. Das ist gut. Aber kannst du dir vorstellen, dass du noch mehr abnehmen kannst, und das auf noch gesündere Art und Weise? Der Schlüssel liegt darin, dich **bewusster** mit Lebensmitteln auseinanderzusetzen. Keine Angst, es steckt kein großer Aufwand dahinter. Es geht lediglich darum, ein bisschen dazu zu lernen. Dies tun die meisten Menschen gern – du vielleicht auch?

Die bewusstere Auseinandersetzung mit Lebensmitteln beginnt bereits beim Einkaufen. Lies dir ruhig die **Inhaltsstoffe** durch und du wirst feststellen, wie viele ungesunde Lebensmittel man kaufen kann. Versuche die Aufnahme folgender **Zusatzstoffe** einzuschränken oder ganz darauf zu verzichten:

★ Konservierungsstoffe

★ Geschmacksverstärker

★ Zugesetzter Zucker

★ Aromen

★ Aluminium (in Kosmetik und Zahnpasta)

★ Süßstoffe (wie Aspartam oder Acesulfam K)

★ Sämtliche E-Stoffe

★ Alle Zutaten, die du kaum aussprechen kannst

Einige dieser Zusatzstoffe kommen vor allem in Fertiggerichten und Fastfood vor. Doch ich habe persönlich auch schon fragwürdige Stoffe auf der Zutatenliste von Frischkäse und Fertigmüslis gefunden.

Im Sommer 2020 sind im »American Journal of Clinical Nutrition« die Ergebnisse einer **spanischen Studie** der Navarro-Universität erschienen. Dies ist eine von vielen Studien die belegt, dass Zusatzstoffe ungesund sind und dadurch vorzeitige Zellalterung sowie Übergewicht fördern können. Zusatzstoffe erregen unser Gehirn stark, so dass dieses sich ständig unterernährt fühlt – obwohl wir bereits genug gegessen haben. Sie gaukeln unserem Körper also etwas Falsches vor und stören somit unser Appetitempfinden. Als ich davon das erste Mal gehört habe, konnte ich es nicht glauben. Aber es wurde bereits mehrfach nachgewiesen. Wenn man darüber nachdenkt, ist es aus meiner Sicht auch plausibel. Denn die industrielle Verarbeitung von Nahrungsmitteln hat in den letzten 50 Jahren durch Technisierung dermaßen an Fahrt aufgenommen, dass viele (Fertig-)Produkte nicht mehr viel mit dem zu tun haben, was uns die Natur damit bereitstellen wollte.

Für deine Mission bedeutet das: Auch wenn es in manchen Situationen sehr verlockend sein mag – versuche Fertiggerichten und Fastfood »Goodbye« zu sagen. Klar, theoretisch brauchst du im Essensintervall weniger darauf zu achten was du isst als bei anderen Diäten. Doch sei dir darüber im Klaren, dass in Fastfood nicht nur die bereits erwähnten Zusatzstoffe enthalten sind. Darüber hinaus verstecken sich darin auch viele Kalorien.

Wenn du abnehmen willst, kann ich dir nur raten etwas Disziplin zu wahren. Nicht nur beim Einhalten der Intervall-Stunden, sondern auch während deines Essensintervalls. Du hast die Möglichkeit frisch und gesund zu kochen und dir auch Speisen für einige Tage vorbereiten zu können. In einem Schwung für mehrere Mahlzeiten vorzukochen – heutzutage oft **»Meal Prep«** genannt – stellt eine richtig gute Möglichkeit dar, sein Essen sinnvoll zu planen und dabei Zeit zu sparen. Das gilt auch für die Nahrungsmittel, welche du bei der Arbeit zu dir nehmen möchtest. Ich persönlich bin ein großer Fan von »Meal Prep«. Es hilft mir dabei, Fertiggerichte zu umgehen sowie auch weniger Essensbestellungen zu tätigen. Vielleicht hilft es dir auch.

FEHLER 6: DU ISST ZU SCHNELLE KOHLENHYDRATE

In der Wissenschaft geht man davon aus, dass die Hälfte der Energie, welche wir unserem Körper und vor allem unserem Gehirn zuführen, von Kohlenhydraten stammt. Da Kohlenhydrate aus Zuckermolekülen bestehen, verbrennt allein unser Gehirn jeden Tag ca. 140 Gramm Glukose. Das entspricht, um es genauer in die Vorstellungskraft zu bringen, 10 gehäuften Esslöffeln Zucker. Kohlenhydrate sind von Natur aus also ein wichtiger Energielieferant für unser Gehirn.

Doch Kohlenhydrate haben den Nachteil, dass sie, wenn man sie überschüssig zu sich nimmt, vom Körper in Fettreserven umgewandelt werden. Ganz einfach deshalb, weil du in diesem Fall mehr Kalorien aufnimmst als du verbrauchen kannst. Kohlenhydrate treiben im Körper zusätzlich die Bauspeicheldrüse dazu an, ordentlich Insulin auszuschütten. Insulin ist ein wichtiges Hormon für unseren Stoffwechsel. Es reinigt das Blut von Zucker und senkt dadurch den Blutzuckerspiegel. Zudem dämpft Insulin dadurch die Lust unseres Gehirns auf kalorienreiche Lebensmittel. Das Hormon ist also wichtig, damit wir nicht an einer Überzuckerung leiden.

Wie kannst du dieses Wissen verwenden, um deinen Erfolg beim Intervallfasten zu verbessern? Ich erzähle es dir gern. Du musst nicht auf alles verzichten. Eine Einschränkung von bestimmten Kohlenhydraten kann jedoch sehr helfen.

Kohlenhydrate bestehen aus Kettengliedern, welche der Körper aufspaltet, um sie zu verwerten. Dabei gibt es Kohlenhydrate mit kurzer, aber auch mit langer Kette. Versuche **schnelle, kurzkettige Kohlenhydrate** zu vermeiden. Einerseits kann dein Körper sie schnell verarbeiten, weil er weniger Kettenglieder aufspalten muss. Andererseits lassen sie deinen Blutzuckerspiegel schnell steigen. Dies beschleunigt die Fettspeicherung und kann zudem Stimmungsschwankungen auslösen. Helle Nudeln, heller Reis, Weizenprodukte, Honig, Zucker und Weißbrot sind zum Beispiel schnelle Kohlenhydrate.

Probiere stattdessen **langsame, langkettige Kohlenhydrate**. Die Aufspaltung dieser erfordert vom Körper einen höheren Zeitaufwand. Das bedeutet, dass sich der Blutzuckerspiegel auf einem moderateren Pegel bewegt und somit ein längeres Sättigungsgefühl ermöglicht. Du findest sie vor allem in Vollkornvarianten von Brot, Reis und Nudeln aber auch in Haferflocken, Kartoffeln, Nüssen, Hülsenfrüchten wie z. B. Linsen und Gemüse. Diese Nahrungsmittel sättigen länger und unterbinden somit erfolgreicher Heißhungerattacken. Ein großes Glas Wasser zum Essen sättigt zusätzlich. Dass Süßigkeiten schnelle Kohlenhydrate und viel Zucker enthalten und somit an dieser Stelle nicht hilfreich sind brauche ich glaube ich nicht zu erwähnen.

Sollte es dir schwerfallen, die Aufnahme von (schnellen) Kohlenhydraten zu reduzieren, versuche wenigstens beim **Abendbrot** darauf zu verzichten. Somit hat dein Körper nachts nicht so viel damit zu tun, die kürzlich zu dir genommene Kohlenhydrat-Energie des Abendbrots zu verarbeiten. Sondern er kann sich ganz einfach im Schlaf um den Abbau deiner Fettreserven kümmern.

Um abzunehmen solltest du vor allem **eiweißhaltige und ballaststoffreiche Lebensmittel** zu dir nehmen. Diese verfügen oft über langsam verdauliche Kohlenhydrate, welche dich länger sättigen. Auf Fette solltest du nicht gänzlich verzichten. Hier ist die Auswahl entscheidend. **»Böse« Fette** sind Transfette, die du in allem was frittiert ist findest wie zum Beispiel Pommes Frites oder frittiertes Hühnchen. **»Gute« Fette** sind reich an essenziellen Omega-3-Fettsäuren, die wichtig für dein Herz und dein Gehirn sind. Du findest sie in fettigem Fisch wie beispielsweise Lachs, Hering oder Makrele – aber auch in vielen Nüssen wie zum Beispiel Walnüssen. Nüsse besitzen viele Kalorien, aber eine Handvoll in der Woche sollten es schon sein. Schon allein deshalb, weil sie so gesund sind. Falls möglich, versuche dir auch immer frisches Obst oder Gemüse bereitzustellen, auf das du bei einem Hungergefühl währen deines Essensintervalls zurückgreifen kannst.

FEHLER 7: DU BIST UNGEDULDIG

Geduld ist ein Faktor, den du beim Intervallfasten auf jeden Fall brauchen wirst. Bedenke, dass es sicherlich auch eine Weile gedauert hat, bis du zugenommen hast. Natürlich braucht es nun auch Zeit, um das Gewicht wieder verlieren zu können. Nur durch Geduld wirst du nachhaltig mit dem Intervallfasten Erfolg haben und langfristig abnehmen können.

Falls dir Geduld Probleme bereitet, versuche dich an der Technik der **Visualisierung**. Stelle dir deinen Traumkörper vor und erinnere dich daran, warum du überhaupt mit dem Abnehmen anfangen wolltest. Diese Visualisierung deines »Warum« wird dir dabei helfen, dich zu motivieren. Vielleicht hast du sogar ein Bild von dir, auf dem du so aussiehst, wie du gern wieder sein möchtest. Falls dem so ist, hänge es dir zum Beispiel mit einem Magneten an den Kühlschrank. Damit gelangt es oft in dein Blickfeld, was dir dabei hilft, dich an deine Mission zu erinnern.

FEHLER 8: DU BEWEGST DICH ZU WENIG

Dieser Fehler wird dich vermutlich nicht überraschen. Vermutlich jeder weiß, dass Bewegung und Sport wichtig sind, um abzunehmen. Ich nehme an, dass du

Intervallfasten anwenden möchtest, um dein Gewicht zu reduzieren. Möchtest du diesen Effekt noch verstärken, dann hilft es dir, wenn du dich zusätzlich mit dem Thema Sport beschäftigst – falls du das noch nicht getan hast.

Hierbei ist **nicht** Hochleistungssport oder der ständige Besuch im Fitnessstudio gemeint. Gerade wenn du noch Anfänger bist, kannst du mit **Spaziergängen** an der frischen Luft oder schnellerem Gehen beginnen. Stellst du dann fest, dass du körperlich fitter wirst, kannst du auch andere Sportarten versuchen, die dir selbst zusagen. Der Vorteil am Sport besteht darin, dass die Energiereserven in der Leber aufgebraucht werden und dein Körper sich dazu gezwungen sieht, die eigenen Fettreserven abzubauen. Das lässt das Hüftgold schmelzen. Auch beim **Fernsehen auf dem Sofa** lässt sich etwas Sport treiben. Hebe deine Arme zur Seite oder nach vorn und bewege sie für zwei Minuten von oben nach unten. Schon nach kurzer Zeit wirst du merken, dass deine Schultern und deine Arme warm werden. Ist dies der Fall, arbeiten deine Muskeln, und der Körper aktiviert seine Verbrennung.

Nach meiner Erfahrung besteht der Schlüssel darin, Bewegung beziehungsweise moderaten Sport **in den Alltag zu integrieren**. Dann fällt es uns besonders leicht. Das gerade vorgestellte Beispiel vor dem Fernseher trifft wohl eher auf den Abend zu. Doch bereits früh eröffnen sich gute Möglichkeiten den Körper zu aktivieren. Falls du nicht der Typ für ein zehnminütiges Morgensport-Workout bist, könntest du dich stattdessen beim **Zähneputzen** bewegen. Dabei hast du ganze 3

Minuten Zeit, um beispielsweise Kniebeugen auszuführen. Ich kann dir sagen, dass bereits 3 Minuten Kniebeugen oder Ausfallschritte deinen Körper schon früh ins Schwitzen bringen können. So nutzt du deine Zeit effizient und hast bereits am frühen Morgen erste Impulse und Reize hinsichtlich der Fettverbrennung gesetzt. Gehst du mit dieser Perspektive durch deinen Alltag, bin ich mir sicher, dass du noch andere Möglichkeiten entdecken wirst, wie du Bewegung und Sport in deinen Rhythmus integrieren kannst.

FEHLER 9: DU HÄLTST DICH NICHT AN DIE ZEITEN

Je nachdem für welche Variante des Intervallfastens du dich entscheiden solltest, musst du unterschiedliche Zeiträume beachten, in denen du essen darfst oder verzichten musst. Achte bitte unbedingt darauf, dass du diese auch wirklich einhältst. Denn nur so wirst du langfristig gesehen auch wirklich zum Erfolg kommen können.

Hältst du dich nicht an die Intervalle, könnte das schnell zu Demotivation und Frust bei dir selbst führen, weil du keine Veränderungen an deinem Körper feststellen wirst.

FEHLER 10: DU LÄSST ZUVIEL STRESS ZU

*»Es ist nicht wenig Zeit, die wir haben,
sondern es ist viel Zeit,
die wir nicht nutzen.«*

Georg Christoph Lichtenberg, Physiker

Diese klugen Worte beziehen sich auf Zeit, doch sind gleichbedeutend für Stress. Hast du schon einmal jemanden sagen gehört, dass er zu viel Zeit hat? Oder dass er seine Zeit nicht richtig nutzt?

Ich wette nicht. Die wenigsten gehen so reflektiert und selbstkritisch mit ihrem Zeitmanagement um. Stattdessen hört man oft den Satz »Ich habe keine Zeit«. Er wird als Ausrede für so Vieles genutzt. Hand aufs Herz – wir haben diesen Satz doch alle schon einmal gesagt, oder etwa nicht?

Doch das hilft nicht weiter. Ich finde, dass Georg Recht hat. Jeder hat Zeit – und zwar 24 Stunden **jeden Tag**. Schlussendlich zählt nur, wie wir mit der Zeit umgehen, sie »managen«. Gelingt uns das gut, sind wir tendenziell entspannt und fühlen uns »Herr der Dinge«. Fällt es uns schwer, unsere Zeit zu organisieren, wird sich vermutlich schnell ein Gefühl von Stress breitmachen. Stress ist im Allgemeinen nicht gut für den menschlichen Körper und seine Psyche. Zudem steht Stress deinen Erfolgen beim Abnehmen im Weg. Bspw. greifen Menschen, die unter Stress stehen, bei

Heißhungerattacken viel schneller zu ungesunden Lebensmitteln als Menschen, die wenig Stress empfinden.

Um Stress zu vermeiden, solltest du zum einen für **sportlichen Ausgleich** in deinem Leben sorgen. Zum anderen ist ausreichend **Schlaf** wichtig. Ferner hängt Stress auch mit der eigenen **Einstellung** zusammen. Mir hatte einmal ein Freund gesagt, dass er den Anschein hat, dass ich mir meinen Stress manchmal selbst mache. Darüber musste ich wirklich nachdenken. Ich bin zu dem Entschluss gekommen, dass er Recht hatte. Wir alle können uns jede Minute entscheiden, wie wir auf bestimmte Probleme im privaten als auch im beruflichen Leben reagieren wollen. Wir können frei entscheiden, wie ernst und persönlich wir bestimmte Dinge nehmen. Die Generallösung lautet hier: Gelassenheit. Wenn du gelassener auf dein Umfeld reagierst, wirst du entspannter, was wiederum direkt und positiv zur aktiven Stressvermeidung beiträgt. Es ist also nicht nur Sport und Schlaf wichtig, sondern auch deine Einstellung zu den Dingen, welche dich umgeben.

8. Dein Selbstexperiment

DER 4-WOCHEN-TRAUMFIGUR-PLAN FÜR DICH

»Die Disziplin von heute,
ist die Sommerfigur von morgen.«

Mein Motto

Du weißt noch nicht so richtig, was du konkret essen sollst und wie du das organisierst? Kein Problem. Dafür habe ich dir einen Plan mit Essensvorschlägen zusammengestellt, mit welchem du in vier Wochen abnehmen kannst. Dabei wendest du im optimalen Fall alles an, was du bisher zum Intervallfasten aus diesem Buch gelernt hast. Die Mahlzeitenvorschläge sind aufeinander abgestimmt. Falls dir irgendetwas darin partout nicht schmeckt oder zusagt, versuche es mit etwas Ähnlichem zu ersetzen. Das Ganze soll schließlich auch Spaß machen. Falls du konkrete Rezepte als Hilfe brauchst, findest du sie etwas weiter hinten im Bonuskapitel. Ich wünsche dir jetzt viel Spaß beim Ausprobieren!

WOCHE 1 – DEINE REISE BEGINNT

Montag:

- *Frühstück:* Power-Frühstück mit Joghurt und Müsli
- *Mittagessen:* Brokkoli, gebraten oder gedämpft mit Zucchini und Tomaten
- *Abendessen:* Hähnchen-Teriyaki-Spieße mit Salat im Asia-Style

Dienstag:

- *Frühstück:* Rührei im Low Carb Brot
- *Mittagessen:* Lammkotelett mit Süßkartoffel und Kürbis-Ratatouille
- *Abendessen:* Rucola-Salat mit Avocado und Orange

Mittwoch:

- *Frühstück:* Frischkäse-Skyr-Bowl mit Heidelbeeren
- *Mittagessen:* Zucchini-Auflauf mit Süßkartoffeln und Mozzarella
- *Abendessen:* Hummus aus Kichererbsen

Donnerstag:

- *Frühstück:* Low Carb Muffins mit Avocado
- *Mittagessen:* Pangasius im Asia-Style
- *Abendessen:* Rührei im Low Carb Brot

Freitag:

- *Frühstück:* Vollkornbrot mit Hüttenkäse und Avocado
- *Mittagessen:* Hähnchenbrust mit Quinoa paniert und gebratenem Gemüse
- *Abendessen:* Vital-Bowl mit Quinoa, Avocado, Salat, Mandeln und Chia Samen

Samstag:

- *Frühstück:* Himbeer-Bowl mit Aprikosen, Soja Flakes und Leinsamen
- *Mittagessen:* Gebackene Süßkartoffel mit Feta, Radieschen und Kresse
- *Abendessen:* Vital-Bowl mit Salat, Apfel, Granatapfel und Walnüssen

Sonntag:

- *Frühstück:* Joghurt mit Superfoods, Kokos und Nüssen
- *Mittagessen:* Low Carb Spaghetti mit Linsen-Tomaten-Sauce
- *Abendessen:* Meal Prep – Gemischter Salat mit Gemüse und Avocado

WOCHE 2 – BLEIB DRAN

Montag:

- *Frühstück:* Ei-Muffins mit Gemüse und Schinken
- *Mittagessen:* Vegetarische Gemüserollen
- *Abendessen:* Hähnchen-Hackfleisch-Bällchen mit Brokkoli und Naturreis

Dienstag:

- *Frühstück:* Frucht-Smoothie mit Joghurt, Ananas und Orange
- *Mittagessen:* Gebackene Hähnchenschenkel in Zitronen-Salbei-Butter
- *Abendessen:* Gebackener Blumenkohl mit Walnuss-Pesto

Mittwoch:

- *Frühstück:* Müsli mit Mangoscheiben
- *Mittagessen:* Zucchini-Nudeln mit Pesto
- *Abendessen:* Grünkohlsalat mit gebackener Süßkartoffel und Avocado

Donnerstag:

- *Frühstück:* Frittata mit Spinat und körnigem Frischkäse
- *Mittagessen:* Gebratenes Schweinesteak mit Gemüse
- *Abendessen:* Hähnchenbrust mit Quinoa paniert und gebratenem Gemüse

Freitag:

- *Frühstück:* Orangen-Karotten-Power-Drink
- *Mittagessen:* Hähnchenbrust mit Pfannengemüse
- *Abendessen:* Salat mit gerösteten Protein-Flakes

Samstag:

- *Frühstück:* Omelett mit Aubergine und Tomate
- *Mittagessen:* Hähnchenbrust mit Paprika-Gemüse-Pfanne
- *Abendessen:* Gebratene Pfifferlinge mit frischen Kräutern auf Brot

Sonntag:

- *Frühstück:* Grüner Smoothie mit Avocado, Spinat und Banane
- *Mittagessen:* Rinderschmorbraten
- *Abendessen:* Vitaler Rote-Bete-Salat mit Avocado und Cashewkernen

WOCHE 3 – GIB NICHT AUF

Montag:

- *Frühstück:* Spiegelei mit Bacon
- *Mittagessen:* Rindersteak mit Rucola und Cherrytomaten
- *Abendessen:* Gebackener Kürbis in Ingwer-Kräuter-Knoblauch-Marinade

Dienstag:

- *Frühstück:* Smoothie-Bowl mit Beeren, Mohn, Nüssen und Kernen
- *Mittagessen:* Gebratene Dorade mit frischer Mango-Salsa
- *Abendessen:* Hähnchenfrikadellen mit frischen Kräutern

Mittwoch:

- *Frühstück:* Müsli mit Granatapfelkernen, Mandeln und Joghurt
- *Mittagessen:* Rindersteak mit Brokkoli
- *Abendessen:* Rote-Bete-Suppe mit frischen Kräutern

Donnerstag:

- *Frühstück:* Vollkornbrot mit Hüttenkäse und Avocado
- *Mittagessen:* Hähnchenschenkel mit Gemüse
- *Abendessen:* Vitaler Gemüse-Salat mit Hähnchen und Nüssen

Freitag:

- *Frühstück:* Beeren-Smoothie
- *Mittagessen:* Kebab-Spieße mit Hühnchen und Zaziki
- *Abendessen:* Kichererbsen-Salat mit Feta, Avocado und Gurke

Samstag:

- *Frühstück:* Mediterranes Omelett mit Gemüse
- *Mittagessen:* Gegrillte Hähnchenspieße mit Kräuter-Dip
- *Abendessen:* Falscher Bulgursalat mit Paprika und frischer Minze

Sonntag:

- *Frühstück:* Himbeer-Smoothie
- *Mittagessen:* Rindergulasch mit Karotten und Pastinaken
- *Abendessen:* Zucchini-Nudeln mit Pesto

WOCHE 4 – HALTE DURCH

Montag:

- *Frühstück:* Spiegeleier mit Avocado und Rucola
- *Mittagessen:* Asiapfanne mit Garnelen und Gemüse
- *Abendessen:* Gedünstete Gemüsepfanne

Dienstag:

- *Frühstück:* Chia-Pudding mit Früchten und Mandeln
- *Mittagessen:* Zucchini-Auflauf mit Süßkartoffeln und Mozzarella
- *Abendessen:* Hähnchenbrust mit Pfannengemüse

Mittwoch:

- *Frühstück:* Grüner Smoothie mit Sellerie
- *Mittagessen:* Gegrilltes Lachsfilet mit grünen Bohnen
- *Abendessen:* Frittata mit Spinat und körnigem Frischkäse

Donnerstag:

- *Frühstück:* Spiegelei mit grünen Bohnen und Paprika
- *Mittagessen:* Gegrillte Hähnchenbrust mit frischen Kräutern
- *Abendessen:* Pilzpfanne mit Kräutern

Freitag:

- *Frühstück:* Frischkäse-Bowl mit Erdbeeren und Banane
- *Mittagessen:* Gegrillte Hähnchenspieße mit Zwiebeln und Paprika
- *Abendessen:* Frischer Gurkensalat mit Zwiebeln und Kräutern

Samstag:

- *Frühstück:* Rührei mit Baconstreifen und Schnittlauch
- *Mittagessen:* Gegrillter Lachs mit Kürbis und gedämpften Bohnen
- *Abendessen:* Omelett mit Aubergine und Tomate

Sonntag:

- *Frühstück:* Räucherlachs an Salat
- *Mittagessen:* Lachssteak an Spargel
- *Abendessen:* Kichererbsen-Salat mit Halloumi

DU SCHAFFST DAS!

Glückwunsch, du hast es bis hierhin geschafft. Ich habe dir nun viel über das Intervallfasten erzählt. Welche Arten es gibt, welche Vorteile es bringt, warum es besser als andere Diäten ist, welche Methode für dich am besten passt und wie du Fehler vermeidest. Nun möchte ich noch einmal persönlich das Wort an dich richten.

Süße und schmackhafte Verführungen in Form von Essen und Getränken werden dir immer wieder begegnen. Im Supermarkt, im Restaurant, bei Freunden, bei Feiern. Überall lauern potenzielle »Verwöhnobjekte«, welche dich immer wieder erneut auf die Probe stellen werden. Wird es dir einmal schwerfallen Disziplin zu wahren, dann versuche dir immer vor Augen zu halten was Intervallfasten für dich bedeuten kann. Es kann dir sehr viele Vorteile verschaffen. Für dich und dein ganzes Leben.

Fang deshalb, falls du es noch nicht getan hast, am besten direkt und noch heute damit an, das schlanke und glückliche Leben zu führen, von dem du schon immer geträumt hast. Du hast bis jetzt gutes Wissen aufgebaut. Doch Wissen nützt nichts, solange es nicht angewendet wird. Die regelmäßige Anwendung der

Methoden und Tricks in diesem Buch wird hoffentlich in hohem Maße dazu beitragen, dass du noch klüger und stärker wirst, um deine Ziele zu erreichen. Die Entscheidung liegt ganz bei dir. Du hast nichts zu verlieren, aber einen gesunden und attraktiven Körper zu gewinnen. Ich würde mich sehr freuen, wenn du das Experiment wagst. Probiere Intervallfasten aus und lerne dich dadurch auch neu kennen. Schiebe es nicht hinaus. Nach meiner Erfahrung bedeutet das Wort »irgendwann« so viel wie »nie«. Wenn du magst, nutze die Kraft von Yoga oder Meditation um dein Bewusstsein ergänzend zu schärfen und einen besseren Zugang zu dir selbst zu erlangen. Mir helfen solche Methoden, um meine Wahrnehmung zu schärfen und mich stärker auf das Wesentliche zu fokussieren.

Egal was du denkst, vergiss bitte nie eins: Am Ende des Lebens werden wir vor allem die Dinge bereuen, die wir **nicht** ausprobiert haben. Deshalb möchte ich dich ermutigen, den Weg zu gehen. Du wirst diesen Weg, der nicht leicht sein wird, meistern. Warum? Weil ich es auch geschafft habe. Und was ich geschafft habe, kannst du auch schaffen. Ich glaube an dich. Und jetzt viel Spaß mit den Rezepten.

»Wir sind, was wir denken.
Alles, was wir sind,
entsteht aus unseren Gedanken.
Mit unseren Gedanken
formen wir die Welt.«

Buddha – Siddharta Gautama, Gelehrter

DEIN BONUS: 40 GLÜCKSREZEPTE ZUM ABNEHMEN FÜR JEDEN ANLASS

Leckeres Frühstück

ERDBEER-GOJI-QUARK MIT KOKOSFLOCKEN

Portionen: 1

Zubereitungszeit: 10 Minuten

Level: Leicht

Nährwerte

- 235 Kalorien
- 29 g Kohlenhydrate
- 21 g Eiweiß
- 3 g Fett

Zutaten

- 150 g Magerquark
- 1 TL Kokosraspeln
- 50 g Erdbeeren, frisch
- 1 El Goji Beeren
- 40 g Banane
- 30 g Heidelbeeren
- 1 TL Leinsamen
- Agavendicksaft

Zubereitung

1. Quark mit den Erdbeeren mischen. Mit einem Stabmixer pürieren.
2. Quark nach Belieben mit dem Agavendicksaft mischen.
3. Beeren waschen.
4. Banane schälen und in Scheiben schneiden.
5. Erdbeerquark in eine Schüssel füllen. Dann mit dem Leinsamen, Heidelbeeren, Bananenscheiben, Kokosraspeln und Goji Beeren bestreuen.

APFEL-ZIMT-PORRIDGE

Portionen: 1

Zubereitungszeit: 10 Minuten

Level: Leicht

Nährwerte

- 360 Kalorien
- 28 g Kohlenhydrate
- 26 g Eiweiß
- 13 g Fett

Zutaten

- 60 g Haferflocken
- 1 EL Leinsamen, geschrotet
- 1 Apfel
- 1 Prise Zimt
- 1 EL Chia Samen

Zubereitung

1. In einem Topf Wasser aufkochen. Die Haferflocken in eine Schüssel geben und mit 120 ml heißem Wasser übergießen. Gut rühren und für 5 Minuten ziehen lassen.
2. Apfel waschen, in Viertel schneiden und Kerngehäuse entfernen. Dann mit einer Reibe zerkleinern.
3. Chia und Leinsamen mit dem Apfel unter das Porridge mischen.

HIMBEER-BOWL MIT LEINSAMEN & APRIKOSEN

Portionen: 1

Zubereitungszeit: 5 Minuten

Level: Leicht

Nährwerte

- 374 Kalorien
- 28 g Kohlenhydrate
- 26 g Eiweiß
- 15 g Fett

Zutaten

- 3 Aprikosen
- 50 g Himbeeren
- 200 g Joghurt
- 15 g Leinsamen, geschrotet
- 25 g Protein-Flakes

Zubereitung

1. Joghurt und Himbeeren mischen und dann mit einem Stabmixer zerkleinern.
2. Aprikosen waschen, halb schneiden und Kern entfernen.
3. Himbeer-Joghurt in eine Schüssel geben.
4. Dann Leinsamen, Protein-Flakes und Aprikosen darüber geben.

JOGHURT MIT NÜSSEN UND KOKOS

Portionen: 2

Zubereitungszeit: 10 Minuten

Level: Normal

Nährwerte

- 318 Kalorien
- 17 g Kohlenhydrate
- 13 g Eiweiß
- 20 g Fett

Zutaten

- 2 TL Kokosraspeln
- 2 Kiwi
- 20 g Cashewkerne
- 300 g Joghurt
- 2 TL Chiasamen
- 20 g Haselnüsse
- 1 TL Sesam

Zubereitung

1. Kiwi halb schneiden und schälen.
2. Joghurt mit der Kiwi in einen Becher geben und mit einem Stabmixer pürieren.
3. Joghurt auf 2 Schüsseln aufteilen. Nüsse, Sesam, Kokosraspeln und Leinsamen darüber streuen.

MUFFINS MIT SCHINKEN UND GEMÜSE

Portionen: 6 Muffins

Zubereitungszeit: 10 Minuten

Level: Normal

Nährwerte

- 186 Kalorien
- 2 g Kohlenhydrate
- 14 g Eiweiß
- 14 g Fett

Zutaten

- 1 El Olivenöl
- 6 Eier
- 70 g Parmesan
- 2 EL Schlagsahne
- 70 g Parmaschinken
- 1 Prise Meersalz
- 2 Stängel Petersilie
- 1 Prise Pfeffer
- 80 g Paprika, rot
- 1 Frühlingszwiebel

Zubereitung

1. Schlagsahne mit den Eiern mischen. Salzen und pfeffern.
2. Paprika waschen, in kleine Stücke schneiden.
3. Frühlingszwiebel in Ringe schneiden.
4. Parmaschinken in Würfel schneiden.
5. Petersilie waschen und grob hacken.
6. Parmesan reiben.
7. Die Muffinförmchen mit Öl auspinseln. Alternativ kann man auch Förmchen aus Papier verwenden.
8. Alle Zutaten mischen und in die Förmchen gießen.
9. Muffins für 20 Minuten bei 175 Grad backen.

MANGO-MÜSLI

Portionen: 1

Zubereitungszeit: 15 Minuten

Level: Leicht

Nährwerte

- 323 Kalorien
- 29 g Kohlenhydrate
- 14 g Eiweiß
- 16 g Fett

Zutaten

- 1 Prise Zimt
- 20 g Haferflocken
- 30 g Mango
- 20 g Mandeln, gehackt
- 200 ml Sojadrink
- 2 TL Agavendicksaft

Zubereitung

1. Mandeln mit den Haferflocken in eine Pfanne geben und ohne Fett anrösten.
2. Zimt mit dem Agavendicksaft in die Pfanne geben und gut rühren.
3. Müsli abkühlen lassen.
4. Mango halb schneiden, Kern entfernen, schälen und würfeln.
5. Müsli mit dem Sojadrink und der Mango in die Schüssel füllen.

FRITTATA MIT FRISCHKÄSE UND SPINAT

Portionen: 2

Zubereitungszeit: 40 Minuten

Level: Leicht

Nährwerte

- 399 Kalorien
- 3 g Kohlenhydrate
- 28 g Eiweiß
- 30 g Fett

Zutaten

- 100 g Frischkäse, körnig
- 4 Eier
- 1 Prise Pfeffer, schwarz
- 3 EL Schlagsahne
- 1 EL Olivenöl
- 30 g Spinat, frisch
- 1 Prise Meersalz
- 50 g Parmesan

Zubereitung

1. Spinat waschen und abtropfen lassen.
2. Schlagsahne mit den Eiern in einer Schüssel mischen. Frischkäse hinzufügen. Salzen und pfeffern.
3. In einer Pfanne Olivenöl erhitzen und Eimasse hineingeben. Spinat darauf geben und stocken lassen.
4. Am Schluss den Parmesan darüber streuen.
5. Frittata mit der Pfanne in den Ofen geben. Bei 180 Grad 15 Minuten backen.

OMELETT MIT AUBERGINE UND TOMATE

Portionen: 2

Zubereitungszeit: 20 Minuten

Level: Normal

Nährwerte

- 416 Kalorien
- 8 g Kohlenhydrate
- 29 g Eiweiß
- 29 g Fett

Zutaten

- 1 TL Olivenöl
- 4 Eier
- 1 EL Schlagsahne
- 1 Prise Meersalz, 1 Prise Pfeffer
- 100 g Cherrytomaten
- 1 Stängel Basilikum
- 50 g Aubergine

Zubereitung

1. Tomaten und Auberginen waschen und in Scheiben schneiden. Die Auberginen salzen.
2. In einer Schüssel Sahne, Salz, Pfeffer und Eier mischen.
3. Öl in einer Pfanne erhitzen. Eimasse hineingeben und mit den Tomaten und Auberginen belegen.
4. Pfanne abdecken und alles stocken lassen.

SPIEGELEI MIT BACON

Portionen: 1

Zubereitungszeit: 10 Minuten

Level: Leicht

Nährwerte

- 326 Kalorien
- 2 g Kohlenhydrate
- 18 g Eiweiß
- 27 g Fett

Zutaten

- 1 Prise Salz
- 1 Prise Pfeffer
- 2 Eier
- 1 EL Olivenöl
- 30 g Bacon

Zubereitung

1. Etwas Öl in einer Pfanne erhitzen. Den Bacon hineingeben und kross backen.
2. Bacon aus der Pfanne nehmen, Hitze reduzieren und Eier in die Pfanne aufschlagen. Bei mittlerer Hitze braten.
3. Eier mit dem Bacon zusammen servieren.

GRANATAPFEL-MÜSLI MIT JOGHURT & MANDELN

Portionen: 2

Zubereitungszeit: 15 Minuten

Level: Leicht

Nährwerte

- 248 Kalorien
- 29 g Kohlenhydrate
- 10 g Eiweiß
- 9 g Fett

Zutaten

- 200 g Joghurt
- 1 TL Kakao
- 60 g Granatapfelkerne
- 60 g Haferflocken
- 2 EL Milch
- Ahornsirup zum Süßen
- 6 Mandeln

Zubereitung

1. Haferflocken in einer Pfanne ohne Fett anrösten, rausnehmen und abkühlen lassen.
2. Kakao mit der Milch und dem Joghurt mischen. Bei Bedarf mit Ahornsirup süßen.
3. Joghurt in 2 Schälchen füllen. Mandeln grob hacken und darüber streuen.
4. Haferflocken und Granatapfelkerne über den Joghurt streuen.

Schmackhaftes Mittagessen

HÄHNCHEN-TERIYAKI-SPIEẞE MIT SALAT

Portionen: 2

Zubereitungszeit: 30 Minuten

Level: Leicht

Nährwerte

- 433 Kalorien
- 17 g Kohlenhydrate
- 54 g Eiweiß
- 14 g Fett

Zutaten

- 60 ml Teriyaki Sauce
- 400 g Hähnchenbrust
- 1 Möhre
- 100 g Paprika, rot
- 200 g Chinakohl
- 50 g Gurke
- 1 TL Honig
- 4 Stängel Koriander
- 2 EL Balsamicoessig
- 2 TL Kresse

- 50 ml Sojasauce
- 2 EL Sesamöl
- 1 Limette
- Meersalz
- Schwarzer Pfeffer

Zubereitung

1. Hähnchenfleisch waschen und trocken tupfen. In Würfel schneiden.
2. Teriyaki Sauce mit 1 EL Sesamöl mischen. Hähnchen darin wenden und mit der Sauce 2 Stunden abgedeckt im Kühlschrank ziehen lassen.
3. Chinakohl von äußeren Blättern befreien und in feine Streifen schneiden.
4. Gurke halb und dann in Scheiben schneiden.
5. Paprika halb schneiden, Kerne und Trennwände entfernen und in Streifen schneiden.
6. Möhre schälen und mit dem Sparschäler in Streifen schneiden.
7. Gurke, Paprika, Chinakohl und Möhre in eine große Schüssel geben.
8. Honig, Essig, Sojasauce und 1 EL Sesamöl mischen. Limette auspressen und Saft zum Dressing geben. Salzen und pfeffern. Dann in den Salat mischen.
9. Hähnchenwürfel auf Holzspieße stecken.
10. Öl in einer Pfanne erhitzen und Hähnchenspieße darin von allen Seiten anbraten. Dann mit dem Salat servieren.

SPINAT MIT GEKOCHTEM EI UND KICHERERBSEN

Portionen: 2

Zubereitungszeit: 30 Minuten

Level: Leicht

Nährwerte

- 392 Kalorien
- 22 g Kohlenhydrate
- 30 g Eiweiß
- 19 g Fett

Zutaten

- 4 Eier
- 600 g Blattspinat, frisch
- 2 Knoblauchzehen
- 1 EL Olivenöl
- 200 g Kichererbsen, aus der Dose
- 1 Zitrone
- Salz
- Pfeffer

Zubereitung

1. Kichererbsen abspülen und abtropfen lassen.
2. Spinat abwaschen, welke Blätter aussortieren, Stiel abschneiden und waschen.
3. Knoblauch schälen und in feine Scheiben schneiden.
4. Eier kochen.
5. Öl in einer Pfanne erhitzen. Knoblauch darin anrösten und Spinat hinzufügen.
6. Saft der Zitrone auspressen und in die Pfanne geben. Salzen und pfeffern.
7. Eier pellen und in Viertel schneiden.
8. Spinat in 2 Schüsseln anrichten. Eier und Kichererbsen darüber geben.

GEMÜSEPFANNE MIT ÄPFELN

Portionen: 3

Zubereitungszeit: 40 Minuten

Level: Normal

Nährwerte

- 210 Kalorien
- 30 g Kohlenhydrate
- 4 g Eiweiß
- 7 g Fett

Zutaten

- 2 EL Olivenöl
- 200 g Rote Beete, gegart
- 10 Stängel Petersilie
- 150 g Möhre
- 1 Zitrone
- 2 Zwiebeln
- 2 Chilischoten, rot
- 1 Knolle Knoblauch
- 3 kleine Äpfel
- 2 Zwiebeln, rot
- Salz
- Pfeffer

Zubereitung

1. Obst und Gemüse waschen.
2. Knoblauchknolle horizontal halb schneiden.
3. Zitrone in dicke Scheiben schneiden.
4. Zwiebel schälen und in Scheiben schneiden.
5. Rote Beete in Stücke schneiden.
6. Äpfel halb schneiden, Kerngehäuse entfernen und in Spalten schneiden.
7. Petersilie waschen, trocken schütteln und fein hacken.
8. In einer Pfanne Öl erhitzen und die Hälften der Knoblauchknolle mit der Schnittseite nach unten hineinlegen. Dann Gemüse und Obst hineingeben und alles goldbraun braten. Salzen und pfeffern.
9. Beim Servieren mit der Petersilie bestreuen.

PASTA MIT BROKKOLI, ZUCCHINI UND TOMATEN

Portionen: 2

Zubereitungszeit: 30 Minuten

Level: Leicht

Nährwerte

- 170 Kalorien
- 11 g Kohlenhydrate
- 21 g Eiweiß
- 4 g Fett

Zutaten

- 200 g Low Carb Nudeln
- 2 Stängel Basilikum
- 80 g Zucchini
- 1 EL Tomatenmark
- 10 Cherrytomaten
- 1 EL Olivenöl
- 50 g Brokkoli
- 1 Knoblauchzehe
- 50 g Paprika, rot
- 1 Schalotte

Zubereitung

1. Nudeln kochen, sodass sie noch bissfest sind.
2. Gemüse abwaschen.
3. Zucchini in Viertel und dann in Streifen schneiden.
4. Cherrytomaten halbieren.
5. Röschen vom Brokkoli abtrennen und klein schneiden.
6. Paprika halbieren, Kerne und Trennwände entfernen und in Stücke schneien.
7. Knoblauch schälen und in dünne Scheiben schneiden.
8. Schalotte schälen und würfeln.
9. Schalotten und Knoblauch in einer Pfanne mit Öl anbraten.
10. Gemüse in die Pfanne geben und anbraten. Dann Tomatenmark hinzufügen und gut unterrühren. Mit etwas Nudelwasser ablöschen. Soviel Nudelwasser dazugeben bis eine Sauce entsteht.
11. Nudeln mit in die Pfanne geben.
12. Basilikum waschen und fein hacken. Zu den Nudeln geben, salzen und pfeffern.

HÄHNCHEN-BÄLLCHEN MIT BROKKOLI

Portionen: 3

Zubereitung: 30 Minuten

Level: Normal

Nährwerte

- 333 Kalorien
- 20 g Kohlenhydrate
- 46 g Eiweiß
- 7 g Fett

Zutaten

- 1 EL Olivenöl
- 90 g Naturreis
- 1 EL Teriyaki Sauce
- 200 g Brokkoli
- 1 EL Sesamöl
- 500 g Hähnchenbrust
- 1 TL Cayennepfeffer
- 2 Schalotten
- 1 Ei
- 10 EL Joghurt
- Salz
- Pfeffer

Zubereitung

1. Röschen vom Brokkoli abtrennen und in einem Topf dämpfen.
2. Reis nach Packungsanweisung kochen.
3. Hähnchenbrust durch den Fleischwolf drehen und in eine Schüssel geben.
4. Schalotte schälen und fein würfeln. Dann in etwas Öl anbraten.
5. Ei trennen und das Eigelb zum Hackfleisch geben. Joghurt, Cayennepfeffer, Pfeffer und Salz dazugeben und gut mischen. Dann kleine Kugeln daraus formen.
6. Öl in einer Pfanne erhitzen und die Hackbällchen darin von allen Seiten gut anbraten. Teriyaki Sauce dazugeben und gut schwenken.
7. Hackbällchen mit dem Reis und dem Brokkoli servieren.

SERRANO-SALAT MIT PHYSALIS & AVOCADO

Portionen: 2

Zubereitungszeit: 20 Minuten

Level: Leicht

Nährwerte

- 495 Kalorien
- 8 g Kohlenhydrate
- 17 g Eiweiß
- 44 g Fett

Zutaten

- 4 EL Avocado-Öl
- 50 g Spinat
- 2 TL Sesamöl
- 50 g Rucola
- 40 g Granatapfel
- 50 g Mangold
- 50 g Physalis
- 80 g Serrano-Schinken
- 1 Avocado

Zubereitung

1. Mangold, Spinat und Rucola waschen und abtropfen lassen.
2. Salate klein zupfen und in eine Schüssel geben.
3. Avocado halb schneiden, Kern entfernen, schälen und in dünne Scheiben schneiden.
4. Physalis halb schneiden und in den Salat geben.
5. Salz, Pfeffer und Avocadöl mischen.
6. Avocado zum Salat geben. Dressing untermischen. Dann mit Granatapfel und Serrano-Schinken servieren.

LAMMKOTELETT MIT KÜRBIS UND SÜẞKARTOFFEL

Portionen: 4

Zubereitungszeit: 90 Minuten

Level: Normal

Nährwerte

- 729 Kalorien
- 41 g Kohlenhydrate
- 32 g Eiweiß
- 45 g Fett

Zutaten

- 8 Lammkoteletts
- 3 EL Olivenöl
- 2 Süßkartoffeln
- Muskatnuss
- 300 g Hokkaido Kürbis
- 60 g Butter
- 1 Paprika, rot und orange
- 8 Stängel Thymian
- 1 Stange Sellerie
- 3 Stängel Rosmarin
- 150 ml Rotwein
- 10 Knoblauchzehen
- 200 ml Gemüse Fond
- 1 Zwiebel, rot
- 2 EL Tomatenmark
- Salz
- Pfeffer

Zubereitung

1. Lammfleisch abwaschen und trocken tupfen. Mit Salz, Pfeffer und Öl einreiben.
2. Backofen auf 160 Grad Umluft vorheizen.
3. Sellerie, Paprika und Kürbis waschen.
4. Kürbis halb schneiden, Kerne entnehmen und in kleine Würfel schneiden. Paprika halb schneiden, Kerne und Trennwände entfernen und würfeln. Sellerie in Streifen schneiden.
5. Knoblauch & Zwiebel schälen und fein hacken.
6. Süßkartoffeln abwaschen und in Scheiben von 1 cm Dicke schneiden. Diese auf ein Backblech legen, mit Öl einstreichen und 20 Minuten im Ofen backen.
7. Öl in einem großen Topf erhitzen. Knoblauch, Zwiebel und Sellerie darin andünsten. Kürbis und Paprika hinzufügen.
8. Gemüse etwas an den Rand schieben, Tomatenmark im Topf anrösten. Alles mit dem Rotwein und dem Gemüsefond ablöschen.
9. Süßkartoffeln aus dem Ofen nehmen.
10. Rosmarin, Thymian und Öl in einer Pfanne anbraten. Dann das Fleisch von allen Seiten braten, bis es goldgelb ist sowie in die Pfanne 2 EL Butter geben und über dem Fleisch verteilen.
11. Fleisch bei 80 Grad Umluft für 20 Minuten in den Ofen geben. In den letzten 5 Minuten Kartoffeln hinzufügen.
12. Gemüse nochmals kurz aufkochen und dann mit dem Lamm servieren.

GEBACKENER BLUMENKOHL MIT NUSS-PESTO

Portionen: 4

Zubereitungszeit: 40 Minuten

Level: Normal

Nährwerte

- 464 Kalorien
- 9 g Kohlenhydrate
- 13 g Eiweiß
- 40 g Fett

Zutaten

- 1 kg Blumenkohl
- 1 TL Chiliflocken
- 80 g Walnusskerne
- 1 Limette
- 6 Stängel Petersilie
- 1 Knoblauchzehe
- 6 Stängel Basilikum
- 40 g Parmesan
- 100 ml Olivenöl
- Pfeffer
- Salz

Zubereitung

1. Backofen auf 160 Grad Umluft vorheizen.
2. Blumenkohl abwaschen und in Scheiben von 2 cm Dicke schneiden.
3. Chili, Salz und Pfeffer mit 2 El Olivenöl in einer Schüssel mischen.
4. Blumenkohl von beiden Seiten mit der Mischung bestreichen.
5. Backblech mit dem Blumenkohl belegen und für 30 Minuten backen.
6. Petersilie und Basilikum waschen und in einen Mixer geben. Knoblauch schälen und hinzufügen. Mit dem restlichen Öl mischen.
7. Parmesan reiben und Limette auspressen. Zusammen mit den Walnüssen in den Mixer geben und pürieren.
8. Blumenkohl mit dem Pesto servieren.

GRÜNKOHLSALAT MIT AVOCADO & SÜẞKARTOFFEL

Portionen: 1

Zubereitungszeit: 15 Minuten

Level: Normal

Nährwerte

- 320 Kalorien
- 27 g Kohlenhydrate
- 11 g Eiweiß
- 43 g Fett

Zutaten

- 1 Prise Kurkuma
- 150 g Grünkohl
- 1 Prise Salz
- 1 Prise Paprikapulver
- 100 g Süßkartoffel
- 1 Prise Pfeffer
- 100 g Avocado
- 100 g Cherrytomaten
- 2 EL Olivenöl

Zubereitung

1. Süßkartoffel waschen und in Stücke schneiden. Auf ein Backblech geben und für 15 Minuten bei 160 Grad backen.
2. Tomaten waschen und halb schneiden.
3. Grünkohl waschen und abtropfen lassen.
4. Avocado halb schneiden, Kern entfernen, schälen und in Scheiben schneiden.
5. Tomaten und Grünkohl in eine Schüssel geben.
6. Olivenöl mit den Gewürzen mischen und zu dem Grünkohl geben. Avocado hinzufügen und gut mischen.
7. Salat mit den Süßkartoffeln servieren.

HÄHNCHENBRUST MIT GEMÜSE UND QUINOA

Portionen: 2

Zubereitungszeit: 45 Minuten

Level: Normal

Nährwerte

- 367 Kalorien
- 15 g Kohlenhydrate
- 43 g Eiweiß
- 14 g Fett

Zutaten

- 2 EL Olivenöl
- 300 g Hähnchenbrust
- 200 g Gurke
- 1 Ei
- 50 g Quinoa, gekocht
- 200 g Tomaten
- 200 g Paprika, grün
- 150 g Aubergine
- 1 Prise Paprikapulver
- Salz
- Pfeffer

Zubereitung

1. Hähnchenbrust abspülen, trocken tupfen und in feine Streifen schneiden. Diese mit Ei, Pfeffer und Salz einreiben. Quinoa dazugeben und damit das Fleisch panieren.
2. Backofen auf 100 Grad vorheizen.
3. Öl in einer Pfanne erhitzen. Fleisch von allen Seiten 3 Minuten anbraten und dann in eine Auflaufform füllen.
4. Aubergine waschen und in Scheiben schneiden. Salzen und pfeffern.
5. Paprika waschen, Kerne und Trennwände entfernen und in Würfel schneiden.
6. Hähnchen im Ofen für 10 Minuten garen.
7. Gurke und Tomate abwaschen. Tomaten vierteln und Gurke in Scheiben schneiden. In einer Schüssel mit Salz, Pfeffer und etwas Öl mischen.
8. Fleisch mit dem Salat servieren.

Vollmundiges Abendessen

HUMMUS MIT KICHERERBSEN

Portionen: 2

Zubereitungszeit: 15 Minuten

Level: Leicht

Nährwerte

- 410 Kalorien
- 22 g Kohlenhydrate
- 10 g Eiweiß
- 29 g Fett

Zutaten

- 1 TL Paprikapulver, rosenscharf
- 200 g Kichererbsen, Konserve
- 2 Stängel Petersilie
- 1 Knoblauchzehe
- 2 TL Tahini-Paste
- ½ Zitrone
- 5 EL Olivenöl
- Salz
- Pfeffer

Zubereitung

1. Kichererbsen in ein Sieb geben, abspülen und abtropfen lassen.
2. Knoblauch schälen und mit der Tahini-Paste, den Kichererbsen und etwas Wasser pürieren.
3. Zitrone auspressen und den Saft mit dem Olivenöl zum Hummus geben.
4. Salzen, pfeffern und servieren.

KÜRBISSTAMPF MIT SALBEIBUTTER

Portionen: 2

Zubereitungszeit: 45 Minuten

Level: Normal

Nährwerte

- 388 Kalorien
- 33 g Kohlenhydrate
- 5 g Eiweiß
- 27 g Fett

Zutaten

- 2 Knoblauchzehen
- 500 g Hokkaido Kürbis
- 2 Stängel Salbei
- 60 g Butter
- 1 TL Kurkumapulver
- Muskatnuss
- Salz
- Pfeffer

Zubereitung

1. Kürbis aufschneiden. Kerne und Fasern entnehmen. Schale entfernen.
2. Kürbis in Würfel von 2 cm schneiden.
3. In einem Topf Wasser zum Kochen bringen. Etwas salzen und den Kürbis darin für 15 Minuten garen.
4. Butter in einer Pfanne schmelzen. Knoblauch schälen und etwas zerdrücken. In die Pfanne geben.
5. Kürbis abgießen und zerstampfen. Butter mit Kurkuma, Salz und Pfeffer sowie einer Prise Muskat dazugeben und untermischen.

ZOODLES MIT PARMESAN UND GARNELEN

Portionen: 2

Zubereitungszeit: 25 Minuten

Level: Normal

Nährwerte

- 513 Kalorien
- 7 g Kohlenhydrate
- 32 g Eiweiß
- 38 g Fett

Zutaten

- 4 EL Olivenöl
- 400 g Zucchini
- 1 Knoblauchzehe
- 200 g Garnelen, mit Schale ohne Kopf
- ½ Zitrone
- 60 g Parmesan
- 1 EL Butter
- Salz
- Pfeffer

Zubereitung

1. Knoblauch schälen und mit einer Presse zerkleinern.
2. Zitronensaft auspressen. Mit Salz, Pfeffer und Knoblauch mischen.
3. Zucchini waschen und mit einem Spiralschneider in Streifen schneiden.
4. Öl in einer Pfanne erhitzen und Garnelen darin von allen Seiten anbraten, bis sie goldgelb sind.
5. Garnelen aus der Pfanne nehmen.
6. Öl und Butter in die Pfanne geben. Dann Hälfte des Parmesans dazugeben und Zucchini darin schwenken.
7. Zoodles (Zucchininudeln) auf Teller anrichten und mit Parmesan sowie Garnelen servieren.

GEBRATENE KRÄUTER-PFIFFERLINGE AUF BROT

Portionen: 1

Zubereitungszeit: 15 Minuten

Level: Normal

Nährwerte

- 400 Kalorien
- 25 g Kohlenhydrate
- 15 g Eiweiß
- 31 g Fett

Zutaten

- 1 Schalotte
- 2 Scheiben Brot
- 300 g Pfifferlinge, roh
- 1 EL Butter
- 1 Knoblauchzehe
- 2 Stängel Rosmarin
- 1 Stängel Thymian
- Salz
- Pfeffer

Zubereitung

1. Pfifferlinge waschen und abbürsten.
2. Öl und Butter in einer Pfanne erhitzen.
3. Schalotte und Knoblauch schälen und in feine Würfel schneiden. In der Pfanne anbraten.
4. Pfifferlinge hinzufügen und bei mittlerer Hitze anbraten.
5. Thymian Blätter und Rosmarin Nadeln fein hacken und zu den Pilzen geben. Salzen und pfeffern.
6. Brot mit Butter bestreichen. Pilze darauf anrichten und servieren.

HÄHNCHENFRIKADELLEN MIT FRISCHEN KRÄUTERN

Portionen: 4

Zubereitung: 25 Minuten

Level: Leicht

Nährwerte

- 179 Kalorien
- 2 g Kohlenhydrate
- 31 g Eiweiß
- 5 g Fett

Zutaten

- 500g Hähnchenbrustfilet
- 1 EL Olivenöl
- 1 EL Naturjoghurt
- 2 Stängel Dill
- 2 TL Senf, mittelscharf
- 4 Stängel Basilikum
- 2 Schalotten
- 1 Eigelb
- 1 Knoblauchzehe

Zubereitung

1. Hähnchenbrust in einem Fleischwolf zerkleinern.
2. Joghurt, Senf, Gewürze, Eigelb und Hackfleisch mischen.
3. Schalotten schälen und in feine Würfel schneiden. Unter das Hackfleisch mischen.
4. Knoblauch schälen und pressen.
5. Alles zum Hackfleisch geben und Frikadellen daraus formen.
6. Frikadellen in etwas Öl von allen Seiten ausbacken.

ROTE BEETE SUPPE MIT FRISCHEN KRÄUTERN

Portionen: 4

Zubereitungszeit: 45 Minuten

Level: Normal

Nährwerte

- 135 Kalorien
- 15 g Kohlenhydrate
- 4 g Eiweiß
- 6 g Fett

Zutaten

- 500 g Rote Beete, roh
- 2 El Olivenöl
- 300 g Knollensellerie
- 1 Sternanis
- 500 g Gemüsefond
- 1 TL Fünf- Gewürze-Pulver
- 3 Schalotten
- 1 Prise Pfeffer
- 2 Knoblauchzehen
- 1 Zitrone
- 1 Chilischote
- 8 Stängel Koriander
- Muskatnuss
- Salz

Zubereitung

1. Rote Beete und Sellerie schälen und in Würfel schneiden.
2. Knoblauch und Schalotten schälen und würfeln.
3. Olivenöl in einem Topf erhitzen. Schalotten und Knoblauch darin anbraten.
4. Rote Beete und Sellerie dazugeben und 5 Minuten mit anbraten.
5. Alles mit dem Fond ablöschen und für 20 Minuten bei mittlerer Hitze köcheln lassen.
6. Gewürze dazugeben und alles mit dem Stabmixer pürieren.
7. Weitere 10 Minuten köcheln lassen.
8. Chili in Würfel schneiden und dazugeben.

SALAT MIT NÜSSEN UND HÄHNCHEN

Portionen: 2

Zubereitungszeit: 20 Minuten

Level: Leicht

Nährwerte

- 313 Kalorien
- 5 g Kohlenhydrate
- 39 g Eiweiß
- 14 g Fett

Zutaten

- 300 g Hähnchenbrust
- 4 Stängel Koriander
- 200 g Gurke
- 15 g Erdnüsse
- 200 g Cherrytomaten
- 2 EL Olivenöl
- Meersalz
- Pfeffer

Zubereitung

1. Gemüse waschen.
2. Hähnchenbrust abwaschen und trocken zupfen.
3. Pfanne mit etwas Öl auspinseln und Fleisch darin von beiden Seiten gut anbraten.
4. Gurke in Streifen schneiden. Tomaten halbieren.
5. Koriander waschen und trocken schütteln. Dann Blätter fein hacken.
6. Tomaten, Koriander und Gurke auf 2 Tellern verteilen. Salzen und pfeffern und mit Olivenöl beträufeln.
7. Fleisch in Streifen schneiden und darauf servieren.

LACHS MIT ZITRONE UND ERBSEN

Portionen: 2

Zubereitungszeit: 30 Minuten

Level: Leicht

Nährwerte

- 275 Kalorien
- 19 g Kohlenhydrate
- 61 g Eiweiß
- 78 g Fett

Zutaten

- 500 g Lachsfilet
- 1 Zitrone
- 150 g Erbsen
- 40 g Butter
- 200 ml Sahne
- 20 g Parmesan
- 1 Knoblauchzehe
- 2 Schalotten
- 1 Prise Muskatnuss
- Salz
- Pfeffer

Zubereitung

1. Lachs waschen und in Stücke schneiden.
2. Schalotten und Knoblauch schälen und fein würfeln.
3. Butter in einer Pfanne erhitzen. Knoblauch, Schalotten und Lachs darin anbraten.
4. Sahne und Erbsen dazugeben.
5. Zitrone mit heißem Wasser abwaschen, Schale abreiben und Saft auspressen. Zum Lachs geben.
6. Parmesan und Muskat in die Pfanne geben. Mit Salz und Pfeffer abschmecken.

GEMÜSEPFANNE MIT KAISERSCHOTEN

Portionen: 1

Zubereitungszeit: 10 Minuten

Level: Normal

Nährwerte

- 239 Kalorien
- 27 g Kohlenhydrate
- 9 g Eiweiß
- 10 g Fett

Zutaten

- 100 g Brokkoli
- 1 EL Olivenöl
- 50 g Paprika rot und gelb
- 100 g Kaiserschoten
- 50 g Zwiebeln
- 2 Möhren
- Salz

Zubereitung

1. Brokkoli waschen und Röschen abtrennen.
2. Paprika halb schneiden, Kerne und Trennwände entfernen und in Streifen schneiden.
3. Zwiebel schälen und würfeln.
4. Kaiserschoten waschen und abtropfen lassen.
5. Möhren schälen und in dünne Stifte schneiden.
6. Öl in einer Pfanne erhitzen. Gemüse hineingeben und gut braten. Salzen und pfeffern.

PILZPFANNE MIT SAUCE UND KRÄUTERN

Portionen: 2

Zubereitungszeit: 20 Minuten

Level: Leicht

Nährwerte

- 351 Kalorien
- 11 g Kohlenhydrate
- 10 g Eiweiß
- 39 g Fett

Zutaten

- 250 g Champignons, braun
- 1 Stängel Oregano
- 100 ml Sahne
- 2 Zehen Knoblauch
- 10 g Butter
- 1 Schalotte
- Salz
- Pfeffer

Zubereitung

1. Pilze putzen, Stiele abschneiden und in Scheiben schneiden. Knoblauch schälen und fein reiben. Schalotte schälen und in Würfel schneiden.
2. In einer Pfanne Butter erhitzen. Pilze, Schalotten und Knoblauch anbraten.
3. Mit Sahne ablöschen. Alle anderen Zutaten dazugeben und 5 Minuten köcheln lassen.

Verführerische Desserts

LIMETTENCREME MIT PFIRSICH

Portionen: 2

Zubereitungszeit: 5 Minuten

Level: Leicht

Nährwerte

- 201 Kalorien
- 23 g Kohlenhydrate
- 20 g Eiweiß
- 3 g Fett

Zutaten

- 200 g Magerquark
- 1 TL Agavendicksaft
- 300 g Naturjoghurt
- 1 Limette
- 120 g Pfirsich

Zubereitung

1. Limette mit heißem Wasser abwaschen und Schale abreiben. Dann Saft aus einer Hälfte auspressen.
2. Pfirsiche waschen, entsteinen und in Stücke schneiden.
3. Alle Zutaten miteinander mischen.

ERDBEEREIS MIT HIMBEEREN

Portionen: 6

Zubereitungszeit: 10 Minuten

Level: Leicht

Nährwerte

- 23 Kalorien
- 5 g Kohlenhydrate
- 0 g Eiweiß
- 0 g Fett

Zutaten

- 200 g Erdbeeren
- 50 ml Wasser
- ½ Banane
- 50 g Himbeeren

Zubereitung

1. Beeren waschen und in einen Mixer geben.
2. Banane schälen, klein schneiden und dazugeben.
3. Himbeeren dazugeben und pürieren.
4. Masse in Eisförmchen füllen und mindestens 6 Stunden frieren lassen.

BUTTERMILCHEIS MIT ERDBEEREN

Portionen: 6

Zubereitungszeit: 10 Minuten

Level: Leicht

Nährwerte

- 40 Kalorien
- 2 g Kohlenhydrate
- 1 g Eiweiß
- 3 g Fett

Zutaten

- 50 ml Sahne
- 200 ml Buttermilch
- 50 g Erdbeeren
- 2 EL Zitronensaft

Zubereitung

1. Erdbeeren waschen, Grün entfernen und in Scheiben schneiden.
2. Sahne, Zitronensaft und Buttermilch mischen.
3. Alles mit den Erdbeeren in einen Mixer geben und pürieren.
4. In Eisförmchen füllen und für 6 Stunden frieren lassen.

GEGRILLTE ANANAS

Portionen: 4

Zubereitungszeit: 10 Minuten

Level: Leicht

Nährwerte

- 74 Kalorien
- 16 g Kohlenhydrate
- 1 g Eiweiß
- 0 g Fett

Zutaten

- 1 Zitrone
- 500 g Ananas
- 2 Stängel Minze
- 1 Stängel Rosmarin

Zubereitung

1. Ananas in Scheiben schneiden.
2. Zitrone halb schneiden und Saft auspressen.
3. Kräuter fein hacken und über die Ananas geben.
4. Ananas auf den Grill legen und grillen. Danach mit dem Zitronensaft beträufeln.

FRISCHKÄSE-BOWL MIT BANANE & ERDBEEREN

Portionen: 1

Zubereitungszeit: 10 Minuten

Level: Leicht

Nährwerte

- 280 Kalorien
- 24 g Kohlenhydrate
- 26 g Eiweiß
- 9 g Fett

Zutaten

- 200 g Frischkäse, körnig
- 1 TL Zitronensaft
- 60 g Banane
- 60 g Erdbeere
- 1 Stängel Minze

Zubereitung

1. Frischkäse und Zitronensaft mischen.
2. Erdbeeren waschen, Grün entfernen und halb schneiden.
3. Banane schälen und in Scheiben schneiden.
4. Minze fein hacken.
5. Alle Zutaten miteinander mischen.

Köstliche Snacks für Zwischendurch

FETA-KICHERERBSENSALAT MIT GURKE

Portionen: 1

Zubereitungszeit: 10 Minuten

Level: Leicht

Nährwerte

- 251 Kalorien
- 20 g Kohlenhydrate
- 20 g Eiweiß
- 42 g Fett

Zutaten

- 100 g Kichererbsen aus der Dose
- 70 g Gurke
- ½ Limette
- 50 g Avocado
- 70 g Feta
- Salz
- Pfeffer
- 1 EL Avocado Öl

Zubereitung

1. Kichererbsen in ein Sieb geben und mit kaltem Wasser abspülen.
2. Avocado halb schneiden, Kern entfernen, schälen und in Würfel schneiden.
3. Limette auspressen.
4. Gurke waschen und in Stücke schneiden.
5. Feta klein schneiden.
6. Alle Zutaten zusammenmischen. Mit Salz und Pfeffer abschmecken.

GEMÜSESTICKS MIT JOGHURT

Portionen: 1

Zubereitungszeit: 5 Minuten

Level: Leicht

Nährwerte

- 97 Kalorien
- 12 g Kohlenhydrate
- 5 g Eiweiß
- 1 g Fett

Zutaten

- 100 g Möhren
- 100 g Stangensellerie
- 60 g Naturjoghurt

Zubereitung

1. Möhre schälen und in Stücke schneiden.
2. Sellerie waschen und in Sticks schneiden.
3. Zusammen mit dem Joghurt servieren.

ROTE BEETE SALAT MIT FETA UND ORANGE

Portionen: 1

Zubereitungszeit: 10 Minuten

Level: Leicht

Nährwerte

- 187 Kalorien
- 23 g Kohlenhydrate
- 9 g Eiweiß
- 6 g Fett

Zutaten

- 200 g Rote Beete
- 1 TL Limettensaft
- 70 g Orange
- 1 Stängel Minze
- 30 g Feta
- Salz
- Pfeffer

Zubereitung

1. Rote Beete schälen und in Scheiben schneiden.
2. Orangen filetieren.
3. Minze waschen und Blätter abzupfen.
4. Feta klein bröseln.
5. Alle Zutaten miteinander mischen.

SALAT MIT MOZZARELLA

Portionen: 1

Zubereitungszeit: 10 Minuten

Level: Leicht

Nährwerte

- 305 Kalorien
- 9 g Kohlenhydrate
- 13 g Eiweiß
- 23 g Fett

Zutaten

- 150 g Endiviensalat
- 1 TL Ahornsirup
- 100 g Cherrytomaten
- 2 Stängel Rosmarin
- 20 g Zwiebel
- 20 ml Orangensaft
- 1 Stängel Basilikum
- 20 g Mais, aus der Dose
- 1 Mozzarella
- 2 El Olivenöl
- ½ Zitrone, ausgepresst
- 1 Knoblauchzehe
- Salz
- Pfeffer

Zubereitung

1. Salat waschen und klein zupfen.
2. Tomaten waschen und halb schneiden.
3. Kräuter waschen und fein hacken.
4. Zwiebel und Knoblauch schälen und fein hacken.
5. Für das Dressing Orangensaft, Zitronensaft, Pfeffer und Ahornsirup mischen.
6. Alle Zutaten miteinander mischen.

PARMASCHINKEN MIT RUCOLA & FEIGEN

Portionen: 1

Zubereitungszeit: 10 Minuten

Level: Leicht

Nährwerte

- 307 Kalorien
- 18 g Kohlenhydrate
- 38 g Eiweiß
- 51 g Fett

Zutaten

- 100 g Parmaschinken
- 2 Stängel Basilikum
- 50 g Mozzarella
- 1 EL Balsamicoessig
- 1 Feige
- 50 g Rucola
- Salz
- Pfeffer
- 2 El Olivenöl

Zubereitung

1. Salat waschen und auf einen Teller geben.
2. Mozzarella in Stücke schneiden.
3. Feige waschen und in Stücke schneiden.
4. Feige und Mozzarella in den Schinken einrollen. Mit Essig und Olivenöl beträufeln. Dann auf dem Salat anrichten.

FEEDBACK

Herzlichen Glückwunsch, du hast es bis hierhin geschafft. Eine kleine Bitte habe ich an dich, bevor du das Buch schließt. Ich habe viel Herzblut und Zeit in das Schreiben dieses Buches gesteckt. Ich hoffe, dass du damit zufrieden bist und dass du etwas lernen konntest.

Falls dir mein Buch gefallen hat, würde ich mich sehr über eine **Rezension auf Amazon** von dir freuen. Du kannst eine Rezension ganz einfach im Menü »Meine Bestellungen« abgeben, wenn du bei Amazon angemeldet bist.

Herzlichen Dank dafür!

Ben

BUCHEMPFEHLUNG

Wir leben nur ein einziges Mal auf diesem wundervollen Planeten. Es wäre doch schade, diese Zeit unnötig zu verkürzen, denkst du nicht auch? Dieses Buch ist ein Ratgeber, welcher deinen Abnehmerfolg weiter erhöhen kann. Erfahre was Zucker mit uns macht und wie wir das verhindern können. Viel Erfolg auf deinem Weg!

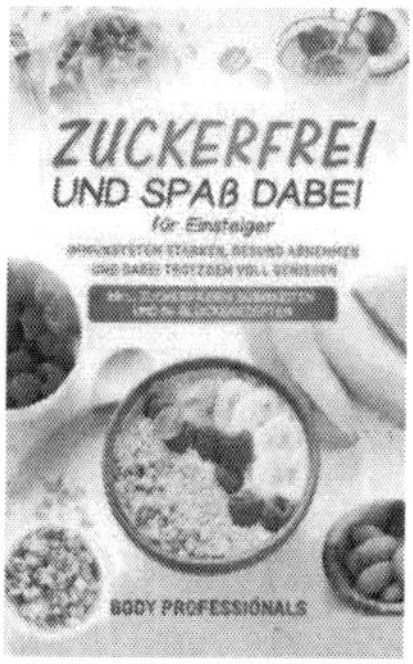

»Zuckerfrei und Spaß dabei für Einsteiger: Immunsystem stärken, gesund abnehmen und dabei trotzdem voll genießen. Inkl. zuckerfreien Süßigkeiten und 50 Glücksrezepten.«

Nutze den **Link** oder scanne den **QR-Code** mit deiner Foto-App, um direkt zum Buch zu gelangen.

https://amzn.to/3vZ7CJG

HAFTUNGSAUS-SCHLUSS

Wir möchten darauf hinweisen, dass dieses Buch ausschließlich als Ratgeber und Anleitung für das Intervallfasten dienen soll. Es kann keine Garantie für eine Gewichtsabnahme gegeben werden, da jeder Körper auf Fastenkuren anders reagiert und es auch nicht nachzuvollziehen ist, wie intensiv das Fasten letztendlich umgesetzt werden wird.

Die Verwendung der Informationen in diesem Buch und die Umsetzung derselben erfolgt ausdrücklich auf eigenes Risiko. Der Autor kann für etwaige Unfälle und Schäden jeder Art, die sich bei der Zubereitung der Speisen ergeben, aus keinerlei Rechtsgrund die Haftung übernehmen. Haftungsansprüche gegen den Autor für Schäden jeglicher Art, die durch die Nutzung der Informationen in diesem Buch bzw. durch die Nutzung fehlerhafter und/oder unvollständiger Informationen verursacht wurden, sind ausgeschlossen. Folglich sind auch Rechts- und Schadenersatzansprüche ausgeschlossen.

Der Inhalt dieses Werkes wurde mit größter Sorgfalt erstellt und überprüft. Der Autor übernimmt keine Gewähr und Haftung für die Aktualität, Korrektheit, Vollständigkeit und Qualität der bereitgestellten Informationen. Druckfehler können nicht vollständig ausgeschlossen werden. Weiterhin beruht der Inhalt dieses

Werkes auf persönlichen Erfahrungen und Meinungen des Autors. Der Inhalt darf nicht mit medizinischer Hilfe verwechselt werden.

URHEBERRECHT

IMPRESSUM

3. Auflage

Independently published.

Kontakt: Philipp Kunze,
Griesstraße 89, 20535 Hamburg

Coverfotos: depositphotos: VladislavNosick, Luljo, Nadianb, VadimVasenin

Grafik: depositphotos: nikiteev

ISBN: 9798845900975

Printed in Poland
by Amazon Fulfillment
Poland Sp. z o.o., Wrocław

16203029R00092